Edelsteinwasser für Anfänger

– Das Praxisbuch –

Wie Sie mit der Kraft der Wassersteine Ihre Lebensenergie erhöhen und zu ganzheitlicher Gesundheit finden

Lorena Bachmann

Alle Ratschläge in diesem Buch wurden vom Autor und vom Verlag sorgfältig erwogen und geprüft. Eine Garantie kann dennoch nicht übernommen werden. Eine Haftung des Autors beziehungsweise des Verlags für jegliche Personen-, Sach- und Vermögensschäden ist daher ausgeschlossen.

ISBN: 9783969304457

Email: info@edition-lunerion.de
www.edition-lunerion.de

Psiana eCom UG
Berumer Str. 44
26844 Jemgum

INHALT

Alles ist Energie

Die unsichtbare Welt der Schwingungen

Die Welt, in der wir leben, besteht aus einer Vielzahl an Energien. Jedes Lebewesen, jeder Gegenstand und jedes Ereignis ist Energie. Es mag für Sie zunächst schwer vorstellbar sein, aber auch Ihre Lieblingsschuhe, Ihre Möbel, Ihre Arbeit, Ihre Erfahrungen – all dies sind Schwingungen, die Sie tagtäglich umgeben. Nehmen wir zum Beispiel alte Fotos in die Hand, setzt dies viele positive Energien frei. Vernehmen Sie ein Kinderlachen im Hof, rufen diese Geräusche möglicherweise Erinnerungen an Ihre eigene Kindheit hervor.

Die Nachbarin, die ständig schlechte Laune hat und täglich über ihr Leid klagt, ist umgeben von negativen Schwingungen und Sie fühlen sich in ihrer Nähe unbehaglich. Energie umfasst Ihr gesamtes Sein und erstreckt sich bis in die Tiefen des Kosmos. Alles ist miteinander verbunden und somit abhängig voneinander. Wir Menschen sind mächtige Wesen, welche Energien aussenden und gleichzeitig wieder empfangen können. So besitzt jeder Mensch das Talent, Energien wahrzunehmen und diese für sich zu nutzen. Viele Menschen wissen jedoch nicht, wie sie dabei vorgehen sollen, oder haben sich mit dem Thema noch nie wirklich und intensiv befasst. Dabei muss man erst einmal verstehen, dass wir Menschen Energiefelder sind und die Macht haben, alles um uns herum zu beeinflussen. Das, was wir aussenden, bekommen wir gleichermaßen zurück. Nehmen wir als Beispiel Ihre Gedanken. Alle Ideen, Glaubenssätze, Erinnerungen und Vorstellungen beeinflussen Ihr jetziges Leben, weil diese Gedanken starke Impulse auslösen. Diese Impulse wiederum setzen durch Reaktionen auch Energie frei. Ihre Gedanken beziehen sich aber nicht nur auf Sie selbst, sondern auch auf Ihr komplettes Umfeld. Sie konnten bestimmt schon einmal beobachten, wie Sie an manchen Tagen schlecht gelaunt waren und Ihnen den gesamten Tag über nur Schlechtes widerfahren ist. Durch Ihr negatives Denken haben Sie bereits am Anfang des Tages dafür gesorgt, dass alle verfügbaren negativen Schwingungen sich auf Sie stürzen. An den Tagen, an denen Sie fröhlich aus dem Bett gesprungen sind, konnten Ihnen diese negativen Schwingungen nichts anhaben, schließlich haben Sie beim Universum eine andere Bestellung abgegeben. Folglich konnte Ihnen an diesem Tag nichts und niemand die Laune verderben. Noch dazu haben Sie das Glück buchstäblich angezogen, weil Sie optimistisch und zuversichtlich in den Tag gestartet sind. Ihre Gedanken waren also maßgeblich für Erfolg und Niederlage. Die Energie war an beiden Tagen eine andere und Sie haben genau die Energien zurückerhalten, die Sie auch ausgesendet haben.

Schauen wir uns die Energien um Sie herum genauer an, können wir feststellen, dass Gegenstände oder auch Orte unsichtbare Schwingungen freisetzen. Energie steckt in den kleinsten Teilchen und wirkt sich sogar auf Ihre Lebensqualität aus. Unsichtbare Energien machen sich bemerkbar, indem sie in Ihrem Körper ein ganz bestimmtes Gefühl hinterlassen. Deshalb sind Ihre Gefühle meist ein guter Indikator, Schwingungen um Sie herum zu erkennen. Achten Sie einmal darauf, wie sich die Energien um Sie herum anfühlen.

Wenn Sie bei jemandem zu Besuch sind, werden Sie schnell merken, ob Ihnen die Energien zusagen oder ob Sie sich in der Umgebung unwohl fühlen. Auch im Kontakt mit anderen Menschen merken Sie genau, wenn Ihnen eine Bekanntschaft unsympathisch ist oder Sie mit Lebensfreude erfüllt. Das hat mit der Energie dieser Person zu tun, die auf Ihr Wohlbefinden sehr starken Einfluss hat. Sind Sie mit einer Person nicht auf einer Höhe, wird es schwierig, eine gute Beziehung einzugehen und diese zu führen. Sie können sich das Ganze so vorstellen wie bei einer Radiofrequenz: Jeder Mensch sendet seine Energie auf einer bestimmten Frequenz. Befindet sich der Gegenüber auf einer völlig anderen Frequenz, passt die Verbindung einfach nicht. Die Energien stimmen nicht überein, können sich aber dennoch beeinflussen. Ist eine Person negativ eingestellt, kann dies auf andere Menschen überspringen und diesen Menschen Energie rauben. Man fühlt sich nach der Begegnung ausgelaugt und unzufrieden, obwohl man es vorher nicht war. Umgekehrt kann eine positive Haltung Menschen aufheitern und Negativität auflösen.

EIN ZUSAMMENSPIEL AUS KÖRPER, GEIST & SEELE

Nur ein gesunder Körper ist leistungsfähig und resistent gegenüber Stress. Damit Ihr Körper allerdings mit den Stressfaktoren um Sie herum fertig wird, müssen Sie nicht nur für einen optimalen Zustand Ihres physischen Körpers sorgen, sondern auch Ihre Psyche heilen. Besonders Ihre Psyche trägt zu Ihrer allgemeinen Gesundheit bei. Eine geschwächte mentale Verfassung kann immense Einschränkungen für sämtliche Körperfunktionen bedeuten. Mit einem gesunden Geist werden Sie weniger gesundheitliche Probleme bekommen, da sich Ihr Denken auf Ihr gesamtes Empfinden auswirkt. Die lateinische Redewendung „Mens sana in corpore sano" trifft es hier genau auf den Punkt. **„Ein gesunder Geist wohnt in einem gesunden**

Körper“, lautet hier die Übersetzung. Nur durch mentale Gesundheit kann auch Ihr Körper wieder zu Kräften kommen und gesund bleiben.

Sie können viel für Ihre mentale Gesundheit tun, wenn Sie schon im Vorfeld auf die Signale Ihres Körpers achten. Häufig ist die Psyche für eine Reihe von Beschwerden verantwortlich. Wenn sich die Psyche dann wieder im Gleichgewicht befindet, verschwinden auch einzelne Beschwerden.

Nun stellt sich die Frage, wie Sie Ihre geistige Gesundheit aufrechterhalten können. Die Antwort darauf ist sehr plausibel: indem Sie lernen, **mehr Achtsamkeit in ihr Leben zu bringen**. Das bedeutet, Sie müssen in allen Bereichen Ihres Lebens eine kleine Bestandsaufnahme durchführen und herausfinden, welche Faktoren Ihren Geist blockieren. Oft denken Menschen, sie seien besonders spirituell, ernähren sich aber schlecht und nehmen wenig Rücksicht auf ihre Umgebung. Andere wiederum lassen keine Selbstliebe zu und wundern sich, wieso sie keine Fortschritte in der geistigen Entwicklung machen. Diese Pseudo-Spiritualität ist mehr hinderlich als förderlich, wenn man die eigene Lebensenergie verbessern möchte.

Wenn Sie Ihren Körper in Einklang mit Ihrem Geist bringen möchten, dann empfehle ich Ihnen, auf allen Ebenen achtsam zu agieren. Meditationen beispielsweise bringen nichts, wenn Sie davor ein üppiges Mahl zu sich nehmen. So bekommt auch die beste Ernährung einen faden Beigeschmack, wenn Sie nicht auf die Herkunft Ihrer Nahrungsmittel achten. Ihr Selbstliebe-Programm am Wochenende wird keinen nennenswerten Erfolg erzielen, wenn Sie unter der Woche Ihre Bedürfnisse hinten anstellen. Versuchen Sie deshalb, im Ganzen eine Veränderung anzustreben, und machen Sie sich Gedanken über Ihr jetziges Leben. Welche neuen Ansätze können Sie verfolgen, um Ihren Geist tatsächlich von allen Blockaden zu befreien? Gehen Sie dabei keinesfalls halbherzig vor, sondern folgen Sie dem Gebot des achtsamen Umgangs mit allen Lebewesen, einschließlich Ihnen selbst.

DIE ENERGIEBAHNEN IM KÖRPER

Ein Zusammenspiel aus mehreren Energiepunkten ist dafür verantwortlich, dass Ihre Energie an alle Stellen des Körpers geleitet wird. Diese Energiepunkte werden Chakren genannt und sind mit der menschlichen Aura verbunden. **Diese sieben Chakren** – im Schamanismus sind es sogar neun – **verlaufen vertikal von der unteren Wirbelsäule bis hin zum Scheitelansatz und darüber hinaus.** Jedes Chakra wird mit einer speziellen Farbe und einem Symbol gekennzeichnet. Chakren besitzen die Fähigkeit, Energien zu bündeln und diese gezielt freizusetzen. Jedes Chakra hat Einfluss auf bestimmte Organe und wird zudem bestimmten Bereichen sowie Fähigkeiten des Körpers zugeordnet.

Chakren beeinflussen sämtliche Körperfunktionen, wobei sie sogar Gefühle und Gedanken steuern. Über sogenannte Meridiane, also Energiekanäle, gelangt die Energie überallhin, wo sie gerade im Körper gebraucht wird. Insgesamt gibt es zwölf symmetrisch angeordnete Meridiane, die den Energiefluss und dessen Verteilung sicherstellen. Sind Chakren und Meridiane im Einklang miteinander, wird der Körper optimal versorgt und der Mensch ist mit sich im Reinen.

Entstehen allerdings Disharmonien, wie beispielsweise durch extreme Bedingungen oder Gefühle, können die Chakren blockiert werden und der Energiefluss im Körper kommt zum Erliegen. Dieser Umstand kann gesundheitliche Folgen nach sich ziehen und sogar Krankheiten begünstigen. Damit das nicht geschieht, sollten die Blockaden der Chakren aufgelöst werden und die Harmonie zwischen Chakren und Meridianen sollte wiederhergestellt werden. Das kann durch eine bewusstere Lebensweise geschehen. Wenn die Energien im Körper wieder frei fließen können, werden sich die Lebensumstände wieder zum Positiven verändern.

Die sieben Haupt-Chakren und ihre Aufgaben

Das Wort Chakra bedeutet „Kreis“ und bezieht sich auf die kreisförmigen Bewegungen der Energiepunkte. Es gibt sieben Chakren im Körper, die untereinander wie folgt miteinander verbunden sind: Das Wurzelchakra steht in direkter Verbindung mit dem Kronenchakra, das Sakralchakra mit dem Stirnchakra, das Solarplexuschakra mit dem Halschakra. Das Herzchakra steht im Mittelpunkt und verbindet die oberen Chakren mit den unteren. Die Besonderheit der Verbundenheit kann dafür genutzt werden, mithilfe eines bestimmten Chakras ein anderes zu reinigen. Die Chakren spiegeln das Bewusstsein und Unterbewusstsein wider. Beides kann mit entsprechender Chakrenarbeit von Blockaden befreit werden. Dazu gehören Lernprozesse auf körperlicher sowie auf geistiger Ebene. Die unteren, niedrig schwingenden Chakren beziehen sich auf die Grundbedürfnisse und Emotionen. Die oberen Energien sind sensibler. Sie stehen deshalb in Verbindung mit den spirituellen Talenten oder Zielen eines Menschen. Nachfolgend stelle ich Ihnen die einzelnen Chakren und deren Bedeutung vor.

1. Wurzelchakra

So ziemlich am unteren Ende der Wirbelsäule sitzt das Wurzelchakra. Es liegt dabei zwischen Steißbein und Schambein. Seine Farbe wird mit einem satten Rot angegeben und es besitzt die Kraft des Elements Erde. Sein Zeichen ist eine vierblättrige Lotusblüte. Es steht für Urvertrauen, Lebenskraft, Stabilität, Erdung, Mut, Gleichgewicht und Durchsetzungsvermögen. Wird das Wurzelchakra durch Ängste, Wut, Traumata, Depressionen oder mangelndes Selbstbewusstsein blockiert, nimmt das Urvertrauen ab.

2. Sexualchakra/Sakralchakra

Das Sakralchakra wird dem Element Wasser zugeordnet und hat die Farbe Orange. Sein Sitz ist etwa eine Handbreite unter dem Bauchnabel und ihm wird das Symbol der sechsblättrigen Lotusblüte zugeordnet. Das Sakralchakra, oder auch Sexualchakra, bezieht sich auf die Sexualität, Partnerschaft, Lust, Lebensfreude und Schöpferkraft. Ist das Sakralchakra blockiert, etwa durch Scham, Sorgen, Schuldgefühle oder Freudlosigkeit, kann es zu Problemen mit der Libido kommen und zwischenmenschliche Konflikte verstärken.

3. Solarplexuschakra

Das Solarplexuschakra ist verantwortlich für die persönliche Kraft. Es dient als Kraftzentrum und beinhaltet das Selbstvertrauen sowie die Gesamtheit der eigenen Persönlichkeit. Es wird mit der Farbe Gelb in Verbindung gebracht und sein Symbol ist die zehnblättrige Lotusblüte. Etwa zwei Finger breit über dem Bauchnabel sitzt das Solarplexuschakra, welches auch dem Element Feuer zugeordnet wird. Typische Blockaden sind hier unter anderem Gefühlsschwankungen, Versagensängste, Kontrollzwang, Entscheidungsprobleme und Kummer jeglicher Art. Ist das Chakra ausgeglichen, besteht ein hohes Selbstwertgefühl und ein starker Wille.

4. Herzchakra

Das Herzchakra befindet sich, wie der Name auch schon sagt, im Bereich des Herzens. Es steht für Liebe, Frieden, Harmonie, Mitgefühl sowie Heilung und Versöhnung. Durch ein leuchtendes Grün und das Symbol der zwölfblättrigen Lotusblume wird das Herzchakra angegeben. Sein Element ist die Luft. Das Herzchakra schließt sich durch Hass, Trauer, emotionale Kälte, Streitigkeiten, Vorwürfe und Verbitterung. Nur mit einem offenen Herzen ist es möglich, dass das Herzchakra wieder fließen kann. Dazu gehört viel Liebe von außen und auch die Selbstliebe von innen.

5. Halschakra

Im Halsbereich liegt das Halschakra, welches mit dem Element Äther verbunden ist. Sein Symbol ist die sechzehnblättrige Lotusblüte und die dazugehörige Farbe ist ein helles Blau. Das Halschakra ist zuständig für Kreativität, Kommunikation, Freundlichkeit, Ideenreichtum und Ausdrucksfähigkeit. Fließt seine Energie, sprudelt der Mensch nur so vor Ideen und kann sich besonders gut ausdrücken. Wird es durch Schüchternheit, Erschöpfung oder Versagensängste blockiert, fühlt man sich nicht imstande, seine Ideen umzusetzen. Man tritt auf der Stelle und Motivation ist kaum vorhanden.

6. Drittes Auge / Stirnchakra

Die Intuition wird durch das Stirnchakra repräsentiert. Dieses Chakra liegt zwischen den Augenbrauen und spiegelt den Sitz der eigenen Seele wider. Es ist außerdem für Hellsichtigkeit, den Geschmackssinn, Wissen, Weisheit, Vertrauen und Fantasie verantwortlich. Dem Stirnchakra wird die Farbe Indigoblau oder auch Violett zugeordnet. Sein Symbol ist eine 96-blättrige Lotusblüte. Blockaden beim Stirnchakra können Verlustängste, mentale Überbelastung, Zwangsgedanken und Konzentrationsprobleme sein. Fließt das Stirnchakra, fühlt sich der Mensch eins mit seiner Welt und vertraut auf die Zukunft.

7. Kronenchakra

Über dem Scheitelpunkt des Kopfes sitzt das Kronenchakra, welches auch Scheitelchakra genannt wird. Seine Farben sind Weiß, Violett und Gold. Sein Symbol ist die 1000-blättrige Lotusblume. Das Kronenchakra stellt die Verbindung zum Kosmos und dem höheren Selbst dar. Es repräsentiert die eigene Spiritualität, die Verbundenheit zum Göttlichen und die Vollkommenheit des Lebens. Wird es durch Weltschmerz, Stress, Trauer, Verzweiflung oder der Angst vor dem Tod blockiert, sieht der Mensch keinen Sinn mehr in seinem Leben. Das Universum scheint ihn dann im Stich zu lassen, wenn er sich nicht mehr mit seiner Spiritualität auseinandersetzen kann.

DER FEINSTOFFLICHE KÖRPER

Menschen sind multidimensionale Wesen, die aus mehreren feinstofflichen Körpern bestehen. Das bedeutet, dass eine feine Energie vorhanden, diese Energie aber physikalisch nicht messbar ist. Sie kann nur durch eine übersinnliche Wahrnehmung erkannt werden. Nicht jedem Menschen ist klar, dass es noch etwas jenseits des eigenen Körpers, also der Außenhülle, gibt. Die Seele mag den meisten Menschen noch ein Begriff sein, aber alles, was sich darüber hinaus erstreckt, wird kaum bewusst wahrgenommen. Das, was man sieht, ist aber nicht alles, was existiert. Es gibt feinstoffliche Strukturen in jedem Körper, die Energien ausstrahlen. Diese Strukturen oder auch feinstofflichen Körper sind für die Existenz des Lebens unverzichtbar. Umgekehrt gibt es allerdings feinstoffliche Energien, die keinen materiellen Körper benötigen. In der sogenannten Empfindungswelt existieren dann Engel, Geister und das Göttliche. Halten wir also fest: Der Mensch besteht aus unterschiedlichen feinstofflichen Körpern und ist imstande, auf mehr Energien zurückzugreifen als nur auf die Energien seines materiellen Körpers.

Die sieben Auraschichten

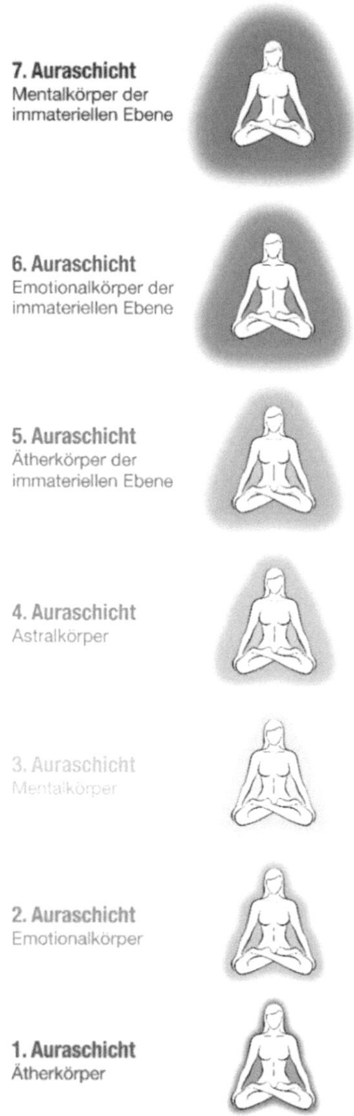

7. Auraschicht
Mentalkörper der immateriellen Ebene
6. Auraschicht
Emotionalkörper der immateriellen Ebene
5. Auraschicht
Ätherkörper der immateriellen Ebene
4. Auraschicht
Astralkörper
3. Auraschicht
Mentalkörper
2. Auraschicht
Emotionalkörper
1. Auraschicht
Ätherkörper

Vitalkörper

Der Vitalkörper ist für das Funktionieren des menschlichen Organismus zuständig. Er bewahrt das Gleichgewicht zwischen Lebensenergie und materiellem Körper. Der innere Antrieb des Menschen entspringt aus dem Vitalkörper und macht es erst möglich, dass der Mensch sich selbst zu Leistungen anspornt. Ohne den Vitalkörper besäße der Mensch keine Motivation, sein Leben zu bestreiten. Er wäre schlichtweg lebensunfähig. Ein geschwächter Vitalkörper kann sich bemerkbar machen, wenn eine Person für die simpelsten Aufgaben keine Kraft mehr aufbringen kann. Ein starker Vitalkörper sprüht vor Lebensfreude und strahlt eine unbändige Energie aus.

Mentalkörper

Der Geist, auch Mentalkörper genannt, bewahrt die Gedanken und die Erkenntnisse des Verstandes sowie Wünsche und Sehnsüchte eines Menschen. Hier verbergen sich auch Glaubenssätze, Grundeinstellungen und Meinungen, die im Laufe des Lebens gesammelt wurden. Positive Gedanken entspringen einem ausgeglichenen Mentalkörper und sorgen für ein starkes Selbstbewusstsein sowie eine ganzheitliche Erfassung der feinstofflichen Welt. Wird der Mentalkörper geschwächt, zeigen sich negative Züge, die sich auf die gesamte Gedankenwelt auswirken können. Destruktive Glaubenssätze können hierbei entstehen und die Psyche nachhaltig belasten. Auch festgefahrene Verhaltensmuster können nur schwer durchbrochen werden, weil der Mentalkörper in dieser Verfassung keinen Optimismus zulässt. Erst das Besinnen auf die eigenen mentalen Fähigkeiten kann den Mentalkörper wieder stärken und dafür sorgen, dass die Gedankenwelt stabilisiert wird.

Emotionalkörper

Die empfindsame Ebene ist für Gefühle sowie Emotionen zuständig und wird dementsprechend Emotionalkörper genannt. Jeder Gedanke ruft dabei ein bestimmtes Gefühl hervor, welches in ebendiesem Emotionalkörper existiert. Diese Gefühle können negativ oder auch positiv behaftet sein. Über den Emotionalkörper entstehen Empfindungen und diese werden dort abgespeichert. Durch bestimmte Reize werden die Gefühle dann wieder abgerufen. Ist der Emotionalkörper unausgeglichen, werden vermehrt negative Gefühle empfunden, weil diese selbst bei positiven Ereignissen von dem Menschen so abgespeichert wurden. Ein ausgeglichener Emotionalkörper dagegen erzeugt trotz negativer Erfahrungen positive Gefühle. Der Mensch begegnet der Liebe und der Harmonie offener. Er ist aufgeschlossener gegenüber neuen Energien und kann diese im Falle einer Diskrepanz abfedern.

Suprakausalkörper

Auch als egoistischer Verstand bezeichnet, hat der Suprakausalkörper den Zweck, einen Schutzmechanismus zwischen der „Realität" und dem göttlichen Sein zu bilden. Allerdings ist der Suprakausalkörper auch für niedrig schwingende Energien verantwortlich, der alles infrage stellt und eher auf Rationalität setzt. Dadurch kommt es leicht zu Negativität und einem Mangel des eigenen Glaubens. Vorwürfe, Selbstzweifel und fehlendes Selbstvertrauen werden durch den Suprakausalkörper verstärkt. Versucht man, sich von ihm zu lösen, und öffnet man sich den anderen feinstofflichen Strukturen, kommt der Mensch seinen übersinnlichen Fähigkeiten ein Stück näher.

Seele/Spiritualkörper

Die wahre Natur des Menschen bzw. die Intuition wird durch den Spiritualkörper, also die eigene Seele, verkörpert. Die Seele steht für den inneren Frieden, die Liebe und die Harmonie, welche auf einer höheren Ebene schwingen. Sämtliche niederen Eigenschaften des Menschen, wie Hass, Neid oder Eifersucht, können sich in der Seele nicht verankern. Die Seele beschreibt die unsterbliche Existenz eines Lebewesens und kann nicht, wie der materielle Körper, sterben. Sie lebt nach dem Tod weiter und findet ihren Weg. Menschen, die sich von ihrer intuitiven Seele leiten lassen, empfangen und senden hochenergetische Liebe aus.

CHI – DIE LEBENSENERGIE FLIESSEN LASSEN

Alles um Sie herum ist Lebenskraft. Diese Lebenskraft wird im asiatischen Raum als „Chi“ bezeichnet. Sie fließt durch die Meridiane, also die Energiekanäle, jedes Lebewesens und bildet die Grundlage allen Lebens. Diese Energie verbindet alle Komponenten des Universums miteinander und ist in jedem Lebewesen verankert. Sie ist für Wohlbefinden und Ausgeglichenheit verantwortlich. Chi ist keine Fähigkeit, die man erlernen kann. Chi ist genauer gesagt ein fester Bestandteil des eigenen Körpers, der wieder reaktiviert werden muss. Ihre Lebensenergie entsteht in den sieben Chakren, welche vom höchsten Punkt Ihres Kopfes bis hin zum unteren Rückenmark verlaufen. Von diesen Punkten aus zirkuliert Ihre Energie durch die Meridiane in Ihren gesamten Körper.

Ist eines oder mehrere Chakren blockiert, kann die Energie nicht mehr fließen und sorgt für gesundheitliche Probleme. Jede Krankheit entsteht, laut chinesischer Medizin, durch eine Blockade des Energieflusses im Körper. Verursacht werden kann dieses Ungleichgewicht durch schlechte Gewohnheiten, Mangelernährung, aber auch durch äußere

Einflüsse, wie Krankheitserreger oder das Klima. Der Großteil der Blockaden wird jedoch vom Menschen selbst hervorgerufen. So ist vielen Menschen das Bewusstsein für die Lebensenergie abhandengekommen, weil Stress ihren Alltag dominiert. Achtsamkeit, besonders dem eigenen Körper gegenüber, tritt zunehmend in den Hintergrund und wird von Leistungsdruck überschattet. Das kann die Lebensqualität enorm beeinträchtigen. Sie konnten dies bestimmt auch bei sich selbst beobachten.

Haben Sie zu viel Stress, streikt Ihr Körper irgendwann und fordert eine Pause ein. Ihre Energie sinkt und Sie fühlen sich nicht mehr imstande, Ihren alltäglichen Aufgaben nachzugehen, weil Sie nicht gut genug auf sich geachtet haben. Die mentale Erschöpfung wächst und das eigene Chi schrumpft. Sie denken sofort an Urlaub, wenn Sie sich ausgelaugt fühlen, doch der Körper sehnt sich nach viel mehr als nur körperlicher Entspannung. Die Lösung ist dann, dem eigenen Körper nicht nur die Möglichkeit zu geben, sich physisch zu erholen, sondern auch auf geistige Heilung zu setzen. Nur so kann sich das Chi wieder entwickeln. Tun Sie das nicht, werden Sie nach einiger Zeit wieder merken, wie Ihr Chi zu schwinden droht. Die Kunst ist es, das Chi dauerhaft aufrechtzuerhalten, damit Sie kraftvoller werden und Ihre Lebensenergie nicht so schnell schwindet. Doch wie können Sie trotz eines vollgepackten Terminkalenders und wachsenden Aufgaben noch an Ihrem Chi arbeiten? Es gibt einige gute Ansätze, die Sie verfolgen können und die Ihnen dabei helfen, Ihr Chi nicht mehr so schnell aus den Augen zu verlieren.

So aktivieren Sie Ihre Lebensenergie

Ihre Lebensenergie wird von ganz vielen Faktoren beeinflusst. Ihre Ernährung, Ihre sozialen Kontakte, das Wetter, Ihre Gesundheit und noch viele weitere Umstände spielen dabei eine tragende Rolle. Gibt es in diesen Bereichen starke Einschnitte, kann die Energie Ihres Körpers abfallen und ein Erschöpfungszustand eintreten. Deshalb ist es wichtig, sich wieder auf die Funktionen des Körpers und sein Dasein zu besinnen, damit ebendiese Erschöpfung nicht zum Dauerthema wird. Mit gezieltem Training der eigenen Wahrnehmung ist es jedoch möglich, wieder ein gesundes Chi zu entwickeln. Dafür können Sie einiges tun:

Atmung

Bestimmte Atemtechniken regen den Energiefluss in Ihrem Körper an und lösen Blockaden auf. Um Ihre Energie wieder anzukurbeln, müssen Sie sich ganz auf Ihre Atmung konzentrieren und lernen, den Kopf freizumachen. Dazu suchen Sie sich am besten eine ruhige Umgebung ohne störende Ablenkungen aus, damit Sie Ihre Aufmerksamkeit auch ganz auf Ihre Lebensenergie richten können. Eine bequeme Sitzhaltung ist ebenso von großer Bedeutung, denn während der Atemübungen sollte Sie keine unbequeme Körperhaltung ablenken. Ihren Rücken sollten Sie dabei gerade halten, während Sie aus dem Zwerchfell atmen. Versuchen Sie dabei, möglichst den Kopf auszuschalten und an nichts zu denken.

Das erfordert etwas Übung, wird Ihnen aber mit der Zeit viel leichter fallen. Atmen Sie mit geschlossenen Augen langsam tief ein und aus. Wiederholen Sie die Atemzüge, bis sich Ihr Körper merklich entspannt und Sie merken, wie Ihre Energie zurückkehrt. Wenn Sie die Zwerchfellatmung häufiger durchgeführt haben, können Sie versuchen, die Viereckatmung anzuwenden. Dabei atmen Sie tief ein und halten den Atem für fünf Sekunden an. Atmen Sie langsam wieder aus. Wiederholen Sie diese Atemtechnik so oft Sie mögen und es für Sie angenehm ist. Wenn Sie regelmäßig Ihre Atemübungen durchführen, wird sich Ihr Wohlbefinden rasch verbessern. Noch dazu lernen Sie die Energie in Ihrem Körper kennen und erfahren, wie sich diese den Weg durch Ihre Meridiane bahnt.

Körperliches Chi entwickeln

Bewegung ist immer eine gute Möglichkeit, Spannungen abzubauen und die Lebensgeister wieder zu wecken. Mit sanften Bewegungsabläufen, wie beispielsweise beim Tai-Chi, können Sie Ihr Chi wieder ins Gleichgewicht bringen. Tai-Chi kombiniert die bewusste Atmung mit harmonischen Bewegungen, dic dazu dienen, die Energien im Körper freizusetzen. Halten Sie Ausschau nach Tai-Chi-Kursen im Fitnessstudio oder in Yogazentren, dort bekommen Sie den perfekten Einstieg. Aber auch anderweitige sportliche Betätigungen, wie Schwimmen oder Yoga, können Ihre Energien reaktivieren. Wenn Sie es etwas kraftvoller mögen, ist vielleicht Kung-Fu etwas für Sie. Probieren Sie aus, was bei Ihnen am besten funktioniert. Zu Hause können Sie auch mit langsamen Armübungen beginnen. Dabei sollte besonders Ihre Atmung im Fokus stehen. Lassen Sie Ihre Arme kreisen, strecken Sie diese nach vorne aus und bewegen Sie dabei auch ganz leicht Ihren Oberkörper. Finden Sie Ihr eigenes Tempo und bringen Sie Ihren Energiefluss sanft wieder in Gang.

Meditation

Um die Verbindung zwischen Körper und Geist herzustellen, sollten Sie auch auf mentaler Ebene trainieren. Hierfür eignet sich eine Meditation sehr gut, weil diese Ihre geistige Entwicklung fördert und Sie in ganz besondere Bewusstseinsebenen eintreten lässt. Mithilfe der Meditation begeben Sie sich in die Tiefen Ihres Unterbewusstseins und erlangen einen Zustand höchster Konzentration. Gerade im Bereich Energiearbeit sollte dem eigenen Geist die meiste Aufmerksamkeit geschenkt werden. Durch regelmäßige Meditationen werden Sie nicht nur achtsamer, sondern auch leistungsfähiger. Dadurch, dass Sie Ihre Chakren von sämtlichen Blockaden befreien, kann Ihre Lebensenergie fließen. Ihre Vitalität wird Stück für Stück zurückkommen oder sogar auf den Höchststand gelangen. Nehmen Sie sich aus diesem Grund jeden Tag ein paar Minuten Zeit, um zu meditieren. Jede Meditation ist ein Fortschritt und bringt Sie Ihrem Chi näher.

Blockaden, die Sie unbedingt vermeiden sollten

Sie wissen jetzt, welche Methoden Sie für die Steigerung Ihres Chi anwenden können. Jedoch sollten Sie auch die Faktoren kennen, die Ihre Lebensenergie hemmen. Meist ist man sich gar nicht so bewusst, welche Störfaktoren für die beeinträchtigte Energie im Körper verantwortlich sind. Ähnlich wie bei einer Ernährungsumstellung sollten Sie versuchen, Ihre Gewohnheiten und Ihren Tagesablauf zu hinterfragen. Dann werden Sie schnell feststellen, welche Faktoren für Ihren Energieverlust verantwortlich sind, und können entsprechend entgegensteuern. Ein Tagebuch kann Ihnen dabei Aufschluss geben, wann Sie sich energiegeladen fühlen und wann Sie erschöpft sind. Notieren Sie sich unbedingt auch besondere Vorkommnisse, wie Ihre Ernährung, Ihr Sportverhalten und eventuelle Stresssituationen. Im Grunde ist alles, was Ihre Gesundheit angreift, auch schädlich für Ihren Energiefluss. Der kleinste negative Reiz kann die Ursache für Ihre inneren Blockaden sein. Zusätzlich kann er auch der Auslöser für spätere Krankheiten oder eine verminderte Lebensqualität sein.

Häufige Blockaden der Lebensenergie können sein:

- ungesunde und mangelhafte Ernährung
- Dehydrierung
- mangelnde körperliche Bewegung
- Schlafdefizite
- bereits bestehende Erkrankungen/Infekte/Allergien
- psychische Erkrankungen
- Angstzustände
- Sauerstoffdefizit/Schadstoffaufnahme wie Weichmacher

- Übermäßiger Konsum von Genussmitteln/Kaffee/Zucker/Alkohol/Nikotin
- Drogenkonsum
- Traumata
- soziale Schwierigkeiten/wenig soziale Kontakte
- negative Umwelteinflüsse/Wetter/Luftverschmutzung
- dauerhafter Stress auf der Arbeit und im Privatleben
- Perfektionismus und Leistungsdruck aus eigenem Antrieb

Wenn etwas aus dieser Liste auf Sie zutrifft, selbst wenn auch nur zeitweise, dann sollten Sie unbedingt versuchen, etwas dagegen zu unternehmen. Krempeln Sie Ihre bisherige Lebensweise um, indem Sie sich gut um Ihren Körper und Ihre mentale Gesundheit kümmern. Vermeiden Sie die zuvor genannten Blockaden und gehen Sie aktiv dagegen an. Haben Sie beispielsweise psychische Probleme, lassen Sie sich von Therapeuten unterstützen. Leiden Sie unter Schlafmangel, verändern Sie Ihre Schlafroutinen und suchen Sie nach Möglichkeiten, Ihre Schlafqualität zu verbessern. Verzichten Sie auf krankmachende Stoffe bei der Nahrung, bei Ihrer Kleidung und machen Sie es sich zur Aufgabe, Ihr Chi Schritt für Schritt zu reaktivieren. Sie müssen nicht von heute auf morgen alles verändern. Kleine Schritte reichen bereits aus, um eine Verbesserung hervorzurufen. Bei manchen Punkten, wie dem Wetter oder bei bestehenden Erkrankungen, können Sie natürlich nicht das Grundproblem beseitigen. Sie können aber mithilfe von Atem- und Entspannungstechniken sowie einer gesunden Lebensweise dazu beitragen, dass Ihre Lebensenergie nicht aus dem Fluss gerät.

Das kleine Edelstein-Lexikon

Bevor wir uns mit dem Thema Edelsteinwasser auseinandersetzen, habe ich für Sie eine kleine **Übersicht der wichtigsten Edelsteine** erstellt. So können Sie diese immer wieder nachschlagen und die passenden Steine für Ihre Wassermischung aussuchen. Es ist auch wichtig, dass Sie Ihr Wasser nicht einfach mit ein paar Steinen anreichern, ohne deren Wirkung zu kennen. Es ist mir auch wichtig, dass Sie genaustens über deren **Eigenschaften und Wirkung** informiert werden. Vielleicht besitzen Sie schon einige Steine und sind sich bei deren Bezeichnungen nicht sicher. Zu jedem Stein gibt es ein paar interessante Hintergrundinformationen sowie Erklärungen zum Aussehen und zu der therapeutischen Wirkung. Ich möchte hier anmerken, dass Sie bei körperlichen Beschwerden auf jeden Fall immer einen Arzt zurate ziehen sollten. Heilsteine sind eine hilfreiche Ergänzung, um Ihre Lebensqualität zu verbessern, aber eben nicht als das alleinige Heilmittel zu betrachten. Langanhaltende Beschwerden und Symptome sollten deshalb unbedingt von einem Arzt abgeklärt werden, damit ernsthafte Erkrankungen schnell erkannt und behandelt werden können.

ACHAT

Der Achat ist ein vielseitiger Edelstein, welcher auch gerne als Schmuckelement verwendet wird. Seinen Namen verdankt er laut Erzählungen dem sizilianischen Fluss Achates, heute auch Dirillo genannt. Dort soll auch der Fundort der ersten Achate gewesen sein. Achate werden heute hauptsächlich aus Indien, Brasilien, Uruguay, Mexiko und Madagaskar importiert. Der Achat wurde schon bei den alten Ägyptern als Schutzstein und Glücksbringer anerkannt. Aus ihm wurden deshalb Skarabäen hergestellt. Diese sollten dem Träger Glück bescheren und ihn vor bösen Mächten schützen. Ebenfalls als Talisman sollten die Skarabäen die Toten auf ihrer Reise ins Jenseits beschützen. Deshalb wurden sie gerne als Grabbeigabe genutzt. Heute ist der Achat aufgrund seiner Vielfalt immer noch sehr beliebt. Es gibt den Achat als polierte Scheiben, eingebetteter Schmuckstein oder als Handschmeichler zu kaufen. Letzteres sind flache, polierte Trommelsteine, die sich in der Hand aufgrund ihrer glatten, ebenen Oberfläche sehr angenehm anfühlen.

Aussehen

Sein Aussehen ist sehr speziell, denn der Achat variiert in Farben und Formen. Aufgrund zunehmender Beliebtheit wurde der Achat immer häufiger künstlich verändert, um sein Erscheinungsbild zu intensivieren. Dazu wurde der Stein gebrannt, damit sich die Farben noch verstärken. Seine charakteristischen Ringe im Inneren des Steins kamen so noch besser zur Geltung. Diese kugel- bis mandelförmigen Hohlraumfüllungen entstehen aus unterschiedlichen Gesteinsschichten und verleihen dem Achat sein typisches gefächertes Innenleben.

Therapeutische Wirkung

Der Achat steht für Schutz, innere Balance und tiefes Bewusstsein. Er soll für Stabilität und Ausgeglichenheit sorgen. Zudem ist er auch dazu geeignet, negative Energien abzuhalten. Für die seelische und körperliche Heilung wird der Achat gerne auf bestimmte Körperstellen aufgelegt, um mit seiner Energie leichte Beschwerden zu lindern. Der Achat fördert das Selbstbewusstsein, die mentalen Fähigkeiten sowie die eigene Konzentration. Zudem steigert er das Wohlbefinden, indem er Liebe und Zuversicht ausstrahlt.

Wissenswertes

Im heutigen Handel ist der Achat meist chemisch manipuliert, damit die Farben prächtiger und satter erscheinen. Es gibt allerdings auch viele Fälschungen, die als Achate verkauft werden, dabei handelt es sich überwiegend um gefärbtes Glas. Laden Sie den Achat in Kombination mit einem Bergkristall wieder auf und reinigen Sie diesen unter fließendem Wasser.

AMETHYST

Dieser violettfarbene Heilstein ist für seine beruhigende und reinigende Wirkung bekannt. Sein Name wird von dem griechischen Wort „amethystos“ abgeleitet, welches ungefähr mit „Schutz vor Trunkenheit“ übersetzt werden kann. Genau aus diesem Grund tranken die alten Griechen ihren Wein aus Amethystgefäßen, damit sie möglichst vor den negativen Auswirkungen ihres Alkoholkonsums geschützt waren. Der Amethyst galt auch als Schutzstein gegenüber negativen Einflüssen, falschen Freundschaften, negativen Gedanken sowie drohenden Gefahren. Die Fundstätten des Amethysts befinden sich hauptsächlich in Uruguay, Mexiko, Brasilien, Australien, Sambia und Madagaskar.

Aussehen

Der sehr beliebte violette Amethyst besitzt im Rohzustand Kristalle, welche trigonal nach rechts (männlich) oder links (weiblich) gedreht sind. Die violettfarbene Färbung kommt erst durch Radioaktivität zustande, weil zusätzlich zu den Bestandteilen Eisen, Magnesium, Kalzium, Aluminium, Lithium und Natrium auch Mangan enthalten ist. Dieses ist für die dunkelviolette Färbung verantwortlich.

Therapeutische Wirkung

Der Amethyst besitzt eine starke Reinigungskraft und kann deshalb sogar andere Steine von Energien befreien und wieder aufladen. Er soll die Intuition verbessern und den Geist beruhigen. Außerdem unterstützt er das Loslassen unerwünschter Gedanken, fördert die Entscheidungsfähigkeit, verbessert die eigene Wahrnehmung und löst jeglichen Kummer auf. Blockaden und Hemmungen werden vom Amethyst vertrieben und er sorgt dafür, dass sich der Gemütszustand wieder stabilisiert. Der innere Frieden, Harmonie und eine positive Ausstrahlung werden durch den Amethyst gefördert, wenn man ihn regelmäßig am Körper trägt. Er kann zudem für eine bessere Raumqualität aufgestellt werden und schafft ein angenehmes Wohngefühl. Auch Hildegard von Bingen nutzte den Amethyst für viele Heilverfahren. Sie schwor darauf, den Kristall bei Hautkrankheiten, Alpträumen, Kopfschmerzen und Atemwegsbeschwerden einzusetzen, und vertraute auf seine heilenden Eigenschaften. Dadurch, dass der Amethyst auch ernüchternd wirken soll, ist er bestens dafür geeignet, Anspannungen zu lösen und Stress zu mindern.

Wissenswertes

Die männlichen, also die rechts gedrehten Kristalle des Amethysts haben positive Auswirkungen auf den weiblichen Körper und die weiblichen Geschlechtsmerkmale. Die links gedrehten Kristalle unterstützen den männlichen Körper. Achten Sie also beim Kauf auf die Richtung der Kristalle. Laden Sie den Amethyst nicht in der Sonne auf, sondern legen Sie diesen in eine Amethystdruse. Amethystdrusen sind Gesteine mit einem Hohlraum, in dem sich Kristalle ausgebildet haben. In diesem Hohlraum können Edelsteine energetisch gereinigt werden, wenn man diese dort hineinplatziert.

AMAZONIT

Der Amazonit erhielt seinen Namen durch den Entdecker Alexander von Humboldt, als dieser eine Forschungsreise am Rio Negro unternahm. Zwar fand man später heraus, dass es sich bei der grünen Steinart um einen Nephrit handelte, der Name allerdings blieb bestehen. Er wird auch Amazonenstein genannt und bezieht sich womöglich auf den Amazonas selbst oder auf die indianische Legende der Amazonen. Die Indianer aus allen Teilen Amerikas sehen den Amazonit noch heute als heiligen Stein an und tragen ihn als Schmuckstück. Die Fundorte des Amazonits liegen in Namibia, Norwegen, Russland, Indien, Brasilien sowie in den USA. Dieser Heilstein wird auch gerne für Schmuck genutzt und wird zu Cabochons, Ketten oder auch Trommelsteinen verarbeitet.

Aussehen

Die Farbe des Amazonits kann sich von einem blassen Blaugrün bis zu einem intensiven Grasgrün erstrecken. Seine Farbe ist abhängig vom Kupfergehalt. Er zeichnet sich durch helle Streifen und gut erkennbare Spalten im Inneren aus.

Therapeutische Wirkung

Als Heilstein ist der Amazonit nicht mehr wegzudenken. Er soll besonders beruhigend und entspannend auf den gesamten Körper wirken. Auch soll er gegen Stimmungsschwankungen helfen, die Lebenskraft stärken und den Menschen von Ängsten und innerer Unruhe befreien. Er besitzt die Fähigkeit, die Intuition zu verbessern, und wirkt unterstützend bei Kummer und Sorgen. Wenn er unter das Kopfkissen gelegt wird, soll er Alpträume fernhalten und für einen erholsamen Schlaf sorgen. Der Amazonit kann auch bei Beschwerden auf den Körper aufgelegt werden, um Schmerzen zu lindern. Eine besonders starke Wirkung entfaltet er, wenn Sie den Amazonit in einem abgedeckten Glas mit Wasser über Nacht stehen lassen. Die Amazonit-Essenz regt dann Ihre geistigen Fähigkeiten an, wenn Sie diese am nächsten Morgen zu sich nehmen.

Wissenswertes

Wenn Sie den Amazonit aufladen möchten, dann legen Sie diesen am besten für eine Stunde in die Sonne. Entladen können Sie ihn ganz einfach unter lauwarmem Wasser.

AQUAMARIN

Dieser Edelstein besitzt eine wunderschöne Farbgebung, die an das Meer erinnert. Das mag auch der Grund für seinen Namen sein, denn die lateinischen Begriffe „aqua" und „mare" bedeuten übersetzt „Meerwasser". Der Aquamarin wird als harmonischer und glücksbringender Heilstein angesehen. Bei Seefahrern wurde er zum Schutz vor Seekrankheit eingesetzt und im Mittelalter war er ein Symbol für Keuschheit. Heute wird der Aquamarin gerne als Schmuckstein weiterverarbeitet, findet aber auch noch als Heilstein großen Anklang. Sein Vorkommen erstreckt sich auf eine Vielzahl von Ländern, zu denen unter anderem China, Indien, Birma, Russland, Südafrika und Afghanistan gehören.

Aussehen

Der Aquamarin als Rohkristall kann riesige längliche Prismen aufweisen, die zunächst durchsichtig erscheinen. Sein Farbspektrum kann jedoch von Hellblau über Blaugrün bis hin zu Dunkelblau variieren. Je dunkler der Aquamarin, desto höher ist der Wert des Steins.

Therapeutische Wirkung

Der Aquamarin kommt oft als Augenheilstein zum Einsatz. Aufgelegt auf bestimmte Bereiche des Körpers, wie zum Beispiel die Schilddrüse, hat er positive Auswirkungen auf den gesamten Hormonhaushalt. Auch bei Allergien kann der Aquamarin gute Dienste leisten und diese Beschwerden lindern. Er wirkt sich außerdem verjüngend und regenerierend auf den gesamten Körper aus. Aquamarin wird auch als Symbol für Frieden angesehen, fördert Harmonie und sorgt für Balance in allen Lebensbereichen. Er löst negative Stimmungslagen auf und stärkt das Selbstbewusstsein.

Wissenswertes

Zum Aufladen wird der Aquamarin in die Sonne gelegt. Die Reinigung und Entladung des Steins erfolgen unter fließendem Wasser. Für mehr Ausgeglichenheit können Sie den Stein nah am Körper, bestenfalls an einer Halskette, tragen.

AVENTURINQUARZ

Der Aventurinquarz sollte nicht mit dem Aventurin-Feldspat (Sonnenstein) verwechselt werden. Er war als Heilstein schon bei den alten Griechen sehr beliebt. Der Aventurin sollte Mut und Optimismus fördern. Sein Name stammt von dem italienischen Begriff „a ventura" und bedeutet übersetzt so viel wie „auf gut Glück." Dieser Begriff bezieht sich wohl auf die damalige Glasherstellung, bei dem Kupferspäne in das Glas eingestreut wurden und es so immer zu einem unvorhersehbaren Ergebnis kam.

Auch sollen die schillernden Einschlüsse das Glitzern des Aventurins imitiert haben. So gelangte der Stein dann zu seinem Namen. Die Fundorte des Aventurinquarz liegen in Österreich, Brasilien, Tansania, Russland, Simbabwe und in Südafrika. Der Aventurin ist beliebt als Schmuck- oder Trommelstein.

Aussehen

Typisch für den Aventurinquarz sind die vielen gesprenkelten Fuchsit- oder Hämatiteinschlüsse im Inneren des Steins. Sie sind auch der Namensgeber für das „Aventurisieren", wenn sich kleine Einschlüsse in Edelsteinen bilden. Die Einschlüsse des Aventurins schillern besonders auffällig und verleihen ihm sein charakteristisches Aussehen. Seine Farbe reicht von Grün über Rotbraun bis Goldbraun.

Therapeutische Wirkung

Der Aventurin kann bei der Erhaltung einer positiven Lebenseinstellung behilflich sein, denn er gilt als idealer Stein zur Verbesserung der mentalen Gesundheit. Bei psychischen Beschwerden hilft er, das innere Gleichgewicht wiederzufinden, und steht somit für Ruhe und Gelassenheit. Er fördert Entspannung sowie Erholung und hilft dabei, Stress zu reduzieren. Nervosität und Ängste lässt der Aventurin schnell verschwinden und er wirkt deswegen auch gut gegen Alpträume. Er sorgt für einen erholsamen Schlaf, kann Haarausfall verringern und regt den Stoffwechsel an. Auch bei einer Diät kann er unterstützend wirken und den Fettabbau fördern. Bei Meditationen kann er als Hilfsmittel benutzt werden.

Wissenswertes

Der Aventurin sollte einmal im Monat in der Sonne aufgeladen werden. Reinigen Sie ihn unter fließendem Wasser von alten Energien.

In China wird häufig ein sogenanntes „Aventuringlas" hergestellt, das ebenfalls die Kupfereinschlüsse aufweist. Allerdings hat dieses Glas nichts mit dem Original-Aventurinquarz zu tun und besitzt folglich auch keine besondere therapeutische Wirkung.

BERGKRISTALL

Der wohl wichtigste Heilstein neben dem Rosenquarz ist der Bergkristall. Er ist das wohl bekannteste Mineral und in seiner glasklaren Erscheinung kaum zu übertreffen. Der Begriff „krystallos" kommt aus dem Griechischen und bedeutet „Eis". Da der Bergkristall auch aussieht wie Eis, glaubte man in der Antike, er bestünde aus ewig gefrorenem Wasser, welches niemals wieder auftauen würde. Lange wurde der Bergkristall deshalb nur als Kristall bezeichnet und bekam dann schlussendlich noch den Zusatz „Berg", damit es nicht zu Verwechslungen mit anderen Kristallen kam. Der Bergkristall ist der wohl bekannteste Edelstein und diente in vielen Kulturen als mächtiger Heilstein. Er wurde in vielen Völkern auch als Opfergabe an die Götter dargebracht. Heute wird er besonders gerne für Heilpraktiken genutzt und hat nichts von seiner Faszination verloren. Der Bergkristall ist weit verbreitet und findet sich hauptsächlich in den Ländern USA, Mexiko, Russland, Brasilien und Madagaskar. Er wird in zahlreichen Schmuckobjekten verarbeitet. Der Bergkristall ist als reiner Kristall ein sehr beliebtes Dekorationsobjekt. Aus ihm werden außerdem Vasen, Figuren und auch Schmuckstücke hergestellt.

Aussehen

Der Bergkristall ist häufig glasklar, kann aber auch leichte Trübungen oder Einschlüsse aufweisen, bei denen Luftblasen oder auch andere Mineralien zum Vorschein kommen können. Er ist makroklin, was bedeutet, dass seine Kristalle mit dem bloßen Auge zu erkennen sind. Sein Kristallwachstum ist faszinierend und kann sich je nach Entstehungsbedingungen in den unterschiedlichsten Formen und Größen zeigen.

Therapeutische Wirkung

Grundsätzlich ist der Bergkristall ein Kristall der Klarheit. Er ist dazu imstande, alle Energien um ihn herum zu reinigen, und wird auch als Energiequelle für andere Edelsteine genutzt. Er besitzt viele positive Eigenschaften und ist der stärkste Heilstein überhaupt. Der Bergkristall fördert die Intuition und führt zu einer Verbesserung der Wahrnehmung. Er klärt die Gedanken, löst Konflikte und richtet den Blick wieder auf das Wesentliche. Zudem stärkt er auf emotionaler und seelischer Ebene, was ihn zu einem perfekten Meditationsstein macht. In schwierigen Zeiten spendet er Kraft und löst negative Energien auf. Als männlicher Kristall (links gedreht) wird er zur Anregung des Stoffwechsels und der Durchblutung verwendet. Der weibliche Kristall (rechts gedreht) findet einen Zugang zu seelischen Blockaden und hilft dabei, diese aufzulösen. Auf spiritueller Ebene verstärkt der Bergkristall positive Einflüsse, wodurch die Energie im Körper besser fließen kann.

Wissenswertes

Stellen Sie Bergkristalle überall dort auf, wo Sie negative Schwingungen verbannen möchten. Am Körper getragen, verhilft der Bergkristall zu mehr Ausgeglichenheit. Eine Bergkristalldruse eignet sich zum Reinigen und Aufladen von anderen Heilsteinen.

Reinigen Sie den Bergkristall unter lauwarmem Wasser und laden Sie diesen in der Sonne wieder auf. Alternativ funktioniert auch eine Schale mit Hämatit-Trommelsteinen, in die Sie den Bergkristall hineinlegen. Selbst hergestelltes Bergkristallwasser wirkt vitalisierend und klärend auf Ihren Geist.

BERNSTEIN

Bernstein entsteht aus Baumharz, welches vor Millionen von Jahren versteinert ist. Dieses Mineral ist der wohl älteste Edelstein der Menschheit. Sein Name leitet sich aus dem niederdeutschen „Börnsteen“ für „Brennstein“ und dem niederländischen „börnen“ für „brennen“ ab, wobei sich der Name darauf bezieht, dass der Bernstein leicht entzündlich ist. Die alternative Bezeichnung „Electrum“ deutet auf die Eigenschaft des Bernsteins hin, sich durch Reibung elektrisch aufzuladen. Wird Bernstein mit Insekteneinschlüssen gefunden, nennt man dies „Inklusen-Bernstein“. Steine, welche an der Küste gefunden wurden, trugen den Namen „Seestein“. Da der Bernstein von großer Bedeutung war, wurde er auf den sogenannten „Bernsteinstraßen“ von der Ost- und Nordsee nach Asien sowie nach Nordafrika verschifft. Bernstein besitzt ein großes Vorkommen auf dem Grund der Ostsee, ist aber auch in den Ländern Rumänien, Spanien, Sizilien, Jordanien und in den USA vertreten. Bernstein ist sehr begehrt. Man verwendet ihn als Trommelstein, als Zahnungsketten für Babys oder auch als andere Schmuckstücke. Er wird außerdem mit dem berühmten „Bernsteinzimmer" des preußischen Monarchen Friedrich

Wilhelm I. in Verbindung gebracht. 1716 schenkte er dem russischen Zaren Peter dem Großen eine Bernstein-Wandvertäfelung, welche dann allerdings während des Zweiten Weltkrieges von deutschen Truppen entwendet wurde. Seitdem ist das Bernsteinzimmer nicht mehr auffindbar und gibt einige Rätsel auf.

Aussehen

Der Bernstein ist meist gelb bis braun und besitzt kleine Bläscheneinschlüsse. Je weniger von den Bläschen vorhanden sind, desto klarer ist der Stein.

Therapeutische Wirkung

Bernstein wird schon seit Jahrtausenden als Heilstein genutzt. Er unterstützt die Wundheilung, kann Schmerzen reduzieren und wirkt sich positiv auf Atemwegserkrankungen sowie auf Erkältungen aus. Häufig wurde Bernstein zur Linderung von rheumatischen Beschwerden, Gicht und Arthrose eingesetzt. Babys und kleinen Kindern kann eine Bernsteinkette dabei helfen, besser durch den Zahnungsprozess zu kommen. Man sagt auch, dass Bernstein depressive Verstimmungen heilen kann und positives Denken fördert. Er stärkt die Psyche und führt außerdem zu mehr Lebensfreude.

Wissenswertes

Bernstein sollte möglichst nicht in der Sonne aufgeladen werden, da er sonst brüchig werden kann. Überhaupt sollte man den Stein keiner Hitze aussetzen, da er diese nicht sonderlich gut verträgt. Laden Sie ihn deshalb mit einem Bergkristall auf und reinigen Sie den Bernstein unter lauwarmem Wasser.

CITRIN

Der Citrin ist der Stein der Sonne, des Lebens und des Lichtes. Aufgrund seiner hellen gelben Farbe wurde er mit einer Zitrone in Verbindung gebracht, was ihm auch seinen Namen einbrachte. Abgeleitet wird sein Name deshalb von dem lateinischen Begriff „citrus“, also Zitrone. Der Citrin wurde im Mittelalter als Sonnenstein verehrt und man glaubte, dass er seinen Träger unsterblich machte. Häufig wird der Citrin als Topas oder Goldtopas bezeichnet, wobei er mit diesem Stein rein gar nichts zu tun hat. Die Fundorte des Citrins liegen in Brasilien, Spanien, Russland, Frankreich und Madagaskar.

Aussehen

Der Citrin besitzt eine gelbe Farbe, kann aber auch leicht bräunlich erscheinen. Er besteht aus Quarz und seine Heilwirkung soll sich nach seiner Farbintensität richten. Je gelber der Stein, desto mehr Wirkung zeigt er.

Therapeutische Wirkung

Gegen Stress und negative Schwingungen ist der Citrin eine wahre Wunderwaffe. Er löst Spannungen auf, ist stimmungsaufhellend und stärkt das Selbstbewusstsein. Außerdem hilft er dabei, sich in der eigenen Gefühlswelt zurechtzufinden, indem er unterstützend bei Herausforderungen wirkt. Citrin erhöht die Lebensfreude und sorgt für einen extra Schub an Glückshormonen.

Wissenswertes

Da der Citrin ein seltener Edelstein ist, wird er gerne nachgeahmt. Amethyst und Rauchquarz werden deshalb gebrannt, um den identischen Farbton des Citrins zu imitieren. Aufgeladen wird der Citrin in einer Amethystdruse. Unter lauwarmem Wasser können Sie den Citrin von alten Energien reinwaschen.

FLUORIT

Der Fluorit wurde anfangs als Flussspat oder einfach Spat bezeichnet. Dies bezog sich auf die leichte Spaltbarkeit des Minerals. Sein Name leitet sich von dem lateinischen Verb „fluere“ ab, welches „fließen“ bedeutet. Im Alten Testament wird der Fluorit als Regenbogenstein erwähnt, weil er ein wunderschönes Farbspektrum aufweist. Aus ihm wurden deshalb auch gerne Vasen und Schalen hergestellt. Bei der Fluorgewinnung spielt der Fluorit auch eine wichtige Rolle, denn aus Fluor werden technische und medizinische Produkte hergestellt. Als Heilstein und Schmuckstein wird der Fluorit immer beliebter und man bekommt ihn als Trommelstein, Rohstein oder auch Schmuck zu kaufen. Überwiegend kommt Fluorit aus China, stammt aber aus den USA, genauer gesagt aus den Kalksteinschichten in Illinois und Kentucky.

Aussehen

Der Fluoritkristall ist durchscheinend und kann viele verschiedene Farbspektren aufweisen. Das liegt an den unterschiedlichen Fremdstoffen, die in seinem Inneren eingeschlossen sind. Wenn Sie einen Fluorit in die Sonne halten, kann sich seine Farbe verändern oder sogar viele schöne Farbzonen preisgeben. Auch farbloser Fluorit ist möglich. Einige Exemplare des Fluorits können unter Einwirkung von UV-Licht nachleuchten, was als Phosphoreszenz bezeichnet wird.

Therapeutische Wirkung

Fluorit besitzt die Fähigkeit, Hautzellen zu regenerieren. Er stärkt Zähne und Knochen und kann Beschwerden lindern, die in Zusammenhang mit Arthrose und Osteoporose stehen. Zahnpasta enthält meist Fluorid, um Zahnfleischerkrankungen vorzubeugen. Auf geistiger Ebene trägt Fluorit dazu bei, die Konzentration zu fördern, die Sinne zu schärfen und für neue Perspektiven zu sorgen. Er ist ideal, um die Intuition zu verbessern, Gefühle anzunehmen und die Liebe zu stärken.

Wissenswertes

Fluorit kann bei Meditationen genutzt werden und sollte bei körperlichen Beschwerden direkt am Körper getragen werden. Im Raum aufgestellt, kann er für mehr Ordnungssinn sorgen. Entladen Sie den Fluorit unter lauwarmem Wasser und laden Sie ihn dann in der Sonne wieder auf.

HÄMATIT

Der Hämatit wird auch als Blutstein bezeichnet. Sein Name leitet sich von dem griechischen Wort „haima“ ab, was übersetzt „Blut“ bedeutet. Schon in vielen alten Kulturen hat sich der Hämatit als Heilstein bewährt. So wurde er nicht nur für seine blutstillenden Eigenschaften geschätzt, sondern auch als Talisman für Krieger genutzt. Im alten Ägypten war der Hämatit besonders hoch angesehen, denn der Stein sollte jedem, der ihn besaß, Unsterblichkeit verleihen. Dies mag wohl auch der Grund sein, weshalb in vielen Pharaonengräbern Schmuckstücke aus Hämatit zu finden waren. Die hauptsächlichen Fundorte des Hämatits sind das Uralgebirge, Marokko und die USA sowie Kanada. Hämatit wird gerne als Schmuckstein, früher auch als Trauerschmuck, Trommelstein oder auch Rohstein angeboten.

Aussehen

Da der Hämatit aus Eisen besteht, gibt es ihn in Schwarz, Braun oder Rot. Die Kristalle können durchscheinend sein, aber auch opak, also nicht durchsichtig. Er kann dabei sogar Metallglanz aufweisen, unabhängig davon, ob er als reiner Kristall, poliert oder als Eisenrose vorhanden ist.

Therapeutische Wirkung

Zur Wundstillung sowie bei Blutarmut kann der Hämatit sehr hilfreich sein. Er ist zudem förderlich für die Darmgesundheit, die Durchblutung, den Kreislauf und bei Menstruationsbeschwerden. In der Antike wurde der Hämatit zermahlen und mit Wein vermischt, um mit diesem Elixier typische Frauenleiden, wie Unterleibskrämpfe und starke Menstruationsblutungen, zu stoppen. Auf die Psyche hat er ebenso starke positive Auswirkungen: So soll er die Lebensfreude fördern, neuen Mut schenken und seelische Konflikte auflösen.

Wissenswertes

Hämatitwasser auf nüchternen Magen soll den Kreislauf anregen, Eisenmangel ausgleichen und die Blutbildung fördern. Bei körperlichen Beschwerden sollte der Stein aufgelegt werden. Nur bei Entzündungen eignet er sich nicht. Hämatit darf nicht mit Wasser entladen werden, sondern sollte durch Bergkristalle aufgeladen und wieder entladen werden.

HELIOTROP

In der Welt der Griechen war der Heliotrop ein Verbindungsglied zwischen den Göttern und den Menschen. Deshalb trug man den Edelstein nah am Körper, um sich die Hilfe der Götter zu sichern. Abgeleitet wird sein Name aus dem griechischen „heliou tropai", was so viel wie „Sonnenwende" bedeutet. Er sollte Licht auf Erden bringen und seine grüne Farbe wurde in der griechischen Mythologie mit der Natur und dem Leben assoziiert. Den Namen Hildegard-Jaspis oder auch Jesus-Stein bekam er durch Hildegard von Bingen. Sie beschrieb die roten Tupfer als Symbol für das Blut Jesu. Im alten Ägypten und auch in Indien wurde der Heliotrop als mächtiger Schutzstein gegen negative Energien getragen. Er sollte vor Krankheiten, Feinden und schlechten Gedanken schützen.

Aussehen

Dieser Stein besitzt eine dunkelgrüne Farbe und ist mit roten, punktartigen Einschlüssen versetzt. Als geschliffener Stein kommen diese Einsprengsel besonders gut zur Geltung, wobei man sie auch im Rohzustand sehr gut erkennen kann.

Therapeutische Wirkung

Als besonders kräftiger Heilstein wird der Heliotrop besonders bei Infektionen und Schmerzen angewendet. Er ist vielfältig einsetzbar und kann einen Großteil körperlicher Beschwerden lindern. So soll das Mineral auch die Organe schützen und deren Durchblutung verbessern. Auf der geistigen Ebene wirkt sich der Heliotrop besänftigend aus. Körper und Geist werden durch ihn von Stress befreit. Zudem soll er das Gleichgewicht zwischen Körper, Geist und Seele wiederherstellen sowie Ängste vertreiben. Nicht umsonst wird er auch als „Stein des Mutes“ bezeichnet.

Wissenswertes

Der Heliotrop wird unter warmem Wasser entladen und mit Bergkristallen wieder aufgeladen. Häufig finden Sie Heliotrop im Handel unter der Bezeichnung „Blutjaspis“. Allerdings gehört er eher den Chalcedonen an und hat mit der Struktur eines Jaspis kaum etwas zu tun.

HONIGCALCIT

Der Honigcalcit ist ein sehr beliebter Heilstein, der zur Herstellung von Farben, Baustoffen und auch in der Pharmaindustrie genutzt wird. Sein Name wird im Lateinischen mit „calx" für „Kalk" übersetzt. Da er eine positive Wirkung auf den Knochenbau haben soll, wird er auch „Beinbruchstein" genannt. Durch seine geringe Härte ist er als Schmuckstein eher ungeeignet. Er findet daher viel Beachtung als Baumaterial. Seine Fundorte sind unter anderem Brasilien, Peru, USA sowie Mexiko.

Aussehen

Honigcalcit gibt es in vielen Farbvarianten. Er kann gelb, orange, rot, braun oder auch bläulich erscheinen. Darüber hinaus können sich die Farben auch vermischen und nur bei bestimmten Lichtverhältnissen zu erkennen sein. Der Stein an sich ist klar und wird durch verschiedene Mineralien in seinem Aussehen und der Farbgebung beeinflusst.

Therapeutische Wirkung

Der Honigcalcit besitzt durch seinen hohen Calciumgehalt eine sehr gute Heilwirkung. Aus diesem Grund wird er gerne in der Pharmaindustrie eingesetzt. Er soll den Knochenbau fördern und sich positiv auf die geistige Entwicklung auswirken. Außerdem schenkt er mehr Selbstvertrauen, verbessert die Intuition und motiviert zu mehr Tatendrang.

Wissenswertes

Aus dem Honigcalcit kann sogar eine Salbe hergestellt werden, die dann auf die Haut aufgetragen werden kann. Er bietet sich als Wasserheilstein an und kann seine Wirkung auch durch Auflegen auf den Körper entfalten. Laden Sie den Honigcalcit über Nacht mit einem Bergkristall wieder auf. Entladen wird er, wenn man ihn unter lauwarmes Wasser hält.

JADE

Der besondere Jadestein punktet nicht nur durch sein wundervolles Aussehen, sondern besitzt auch viele heilende Eigenschaften. Aufgrund seiner Robustheit war er bereits in prähistorischer Zeit ein beliebter Rohstoff für Waffen, was ihm den Beinamen „Beilstein" einbrachte. Der Begriff Jade bezieht sich auf die spanische Bezeichnung „piedra de ijada", was übersetzt „Lendenstein" bedeutet. So entdeckten spanische Konquistadoren, wie damalige Ureinwohner Süd- und Mittelamerikas, den Jadestein als Heilstein nutzten. Sie trugen diesen am Körper, damit sie vor Nierenleiden geschützt waren. Daraufhin entstand in Europa die lateinische Bezeichnung „lapis nephriticus", also „Nierenstein." Später leitet sich davon der Name „Nephrit" ab, obwohl Jade mit dem eigentlichen Nephrit in keiner Weise verwandt war. Der attraktive Heilstein wurde von vielen Völkern im Götterkult als Schutzstein verwendet und oft als Amulett verarbeitet. Jade wurde auch in China als hochwirksamer Heilstein verehrt. Er wurde als Symbol der fünf Tugenden der Menschheit betrachtet. Diese sind Mut, Barmherzigkeit, Gerechtigkeit, Weisheit und Bescheidenheit. Trotz seiner Zähigkeit schliff man aus dem Edelstein kostbare Figuren und Schmuckstücke, die teilweise als wertvoller als Gold angesehen wurden. Bis heute gilt der Jadestein als Traumstein und soll dabei helfen, Träume zu beeinflussen und diese zu deuten. Fundorte dieses beliebten Steines sind unter anderem Birma (Myanmar), China, Japan, Mexiko und Kanada sowie Ägypten.

Aussehen

Jade bildet sich nicht als klar erkennbarer Kristall aus, sondern entsteht in Form von kristallinen, also festen Strukturen. Das macht diesen Stein besonders widerstandsfähig, weshalb sich das Weiterverarbeiten als Schmuckstück als äußerst mühsam erachtet. Seine Farbe ist Grün, er kann aber wiederum auch in anderen Farben in Erscheinung treten. Grün entsteht, wenn mehr Chrom beigemischt ist. Rot bis Braun entsteht, wenn Eisen überwiegt, und eine violette Farbe wird durch Mangan erzeugt.

Therapeutische Wirkung

Zur Stärkung der Nierenfunktion wird Jade gerne als Heilstein eingesetzt. Er soll vorbeugend gegen Koliken und Nierenstein wirken. So stärkt er das Immunsystem, den Stoffwechsel und gleicht den Elektrolyt- und Säure-Basen-Haushalt aus. Er wird auch als „Frauenstein" bezeichnet, weil er die Fruchtbarkeit erhöhen soll und bei der Empfängnis unterstützt. Zudem wirkt er beruhigend, ausgleichend und entschlackend. Bei Schlafstörungen kann er sehr gut behilflich sein, wenn man ihn unter sein Kopfkissen legt. Als Heilwasser getrunken, regeneriert er den gesamten Körper und scheidet negative Energien wieder aus. Als seelischer Helfer kann Jade den inneren Frieden fördern, Freude schenken und wieder aufmuntern.

Wissenswertes

Reinigen Sie Jade unter fließendem, lauwarmem Wasser und vermeiden Sie es, den Stein in die Sonne zu legen. Die Sonnenstrahlen sind für Jade nicht geeignet, da sie zu stark sind und den Stein schädigen könnten. Überhaupt sollte Jade nicht mit übermäßiger Hitze oder säurehaltigen Flüssigkeiten in Berührung kommen. Jade wird in einer Amethystdruse aufgeladen.

Leider gibt es im Handel viele Fälschungen, die nur schwer von echter Jade zu unterscheiden sind. Achten Sie deshalb darauf, dass Sie die Jade nur aus professionellen Quellen erwerben. Letztendlich kann nur eine mineralogische Untersuchung feststellen, ob ein Jadestein gefälscht ist und nicht doch aus Glas, Kunststoff oder Serpentin besteht.

JASPIS

Heute bezeichnet man bunten, undurchsichtigen Quarz allgemein als Jaspis. Es gibt leider viele Handelsnamen, die für reichlich Verwirrung sorgen, da der Jaspis im Laufe der Geschichte immer anders identifiziert wurde. Sein Name „iaspis“ leitet sich aus dem Griechischen ab. Dieser Begriff bedeutet „gesprenkelter Stein“ und deutet auf die sichtbaren Streifen und Flecken hin, die klar zu erkennen sind. In der Antike wurde der Jaspis als Heilstein und auch Schmuckstein genutzt. Die Griechen glaubten, dass er Frauen zu einer beschwerdefreien Schwangerschaft verhalf, während der Stein in Ägypten eher als aphrodisierend angesehen wurde. Selbst in der Bibel ist der Jaspis vertreten und wird als der erste Stein der Jerusalemer Stadtmauer beschrieben. Zu finden ist der Jaspis hauptsächlich in Brasilien, Australien, Südafrika, Mexiko und in den USA. Er wird gerne aufgrund seiner attraktiven Farbgebung als Kunstgewerbestein genutzt. Aus ihm entstehen Cabochons, Schalen, Mosaike, Handschmeichler, Schmuckstücke oder auch Bauelemente wie die Säulen der Eremitage in St. Petersburg.

Aussehen

Die Farbe des Jaspis hängt von den enthaltenen Fremdmaterialien ab. Mal kann er rötlich, braun, gelb oder auch grün gefärbt sein. Häufig ist er jedoch mehrfarbig. Auch Streifen oder flammenartige Einschlüsse sind möglich. Der Jaspis selbst besteht aus Quarz.

Therapeutische Wirkung

Die Wirkung des Jaspis richtet sich nach seiner Farbe. Der rotbraune Jaspis gilt als Heilstein für Leber und Milz. Außerdem unterstützt er die Bauchspeicheldrüse und löst Verstopfungen. Ruhe und Entspannung schenkt dagegen der gelbe Jaspis. Er steigert die Konzentration und sorgt für mehr Ausdauer und Durchsetzungskraft. Eine intensive Wirkung entfaltet der rote Jaspis in Bezug auf die eigene Lebensenergie. Er gibt noch einmal einen zusätzlichen Energieschub und sorgt für Kraft und Vitalität. Mit einem grünen Jaspis wird der gesamte Organismus gereinigt. Zusätzlich wirkt sich diese Art des Jaspis wohltuend auf Körper und Geist aus. Allgemcin kann Jaspiswasser Diäten schneller voranbringen und es gleicht den Hormonhaushalt aus.

Wissenswertes

Der Jaspis kann sehr leicht mit Achat oder Chalzedon verwechselt werden, da er diesen vom Aussehen her ähnelt. Sie können den Jaspis über Nacht in eine Schale mit Hämatit legen, um ihn aufzuladen. Auch im Sonnenlicht ist das Aufladen möglich. Unter fließendem Wasser wird er dann wieder entladen.

KARNEOL

Als Schmuckstück wurde der Karneol schon im alten Ägypten getragen. Er stand für Erneuerung und den Erhalt der Lebenskraft. Er sollte außerdem als Schutz für den Übergang zwischen Leben und Tod dienen, weshalb man ihn oft als Grabbeigabe fand. Die Bedeutung seines Namens ist nicht bekannt. Man vermutet, dass sich der Karneol vom lateinischen Begriff „corneolus", also „Kirsche", ableitet. Als Schmuck- und Heilstein wurde er von vielen Menschen sehr geschätzt und er wird auch heute noch gerne als Rohstein, Geode, Kette oder Handschmeichler verarbeitet. Die Fundorte des Karneols befinden sich in Uruguay, Brasilien, Indien und in Botswana.

Aussehen

Das Erscheinungsbild des Karneols kann sich von Gelb über Orange und Rotbraun bis hin zu Braun erstrecken. Am beliebtesten ist die rotbraune Farbe. Der Karneol besitzt kleine Mineraleinschlüsse, die sich besonders gut im Sonnenlicht erkennen lassen. Feine Bruchlinien oder ein farbiger Schleier können ebenfalls vorhanden sein.

Therapeutische Wirkung

Zur Unterstützung der Durchblutung und bei Unterleibskrämpfen ist der Karneol bestens geeignet. Hildegard von Bingen schrieb ihm außerdem eine besondere Heilwirkung gegen Erkältungsbeschwerden, Kopfschmerzen, Nasenbluten und starken Husten zu. Zudem soll der Karneol beruhigend auf den Geist wirken und gleichzeitig mehr Lebensfreude schenken.

Wissenswertes

Karneolwasser soll als Mundspülung dabei helfen, Zahnfleischbluten abzumildern. Zudem kann er bei Beschwerden direkt auf die Haut aufgelegt werden. Mindestens einmal im Monat sollte der Karneol unter lauwarmem Wasser entladen werden. Dabei braucht er ungefähr drei bis vier Tage, um sich in der Sonne wieder aufzuladen.

LABRADORIT

Der erste Fundort des Labradorits war die Halbinsel Labrador in Kanada, welche ihm auch zu seinem Namen verhalf. Hauptsächlich ist er in den Ländern Ukraine, Grönland, Finnland, Italien, in den USA und natürlich in Kanada zu finden. Durch sein schimmerndes Farbenspiel ist er ein sehr beliebter Stein in der Schmuckherstellung. Aus ihm werden Broschen, Ketten, Handschmeichler oder auch Spiegelsteine zu Dekorationszwecken hergestellt.

Aussehen

Die Farben des Labradorits können durch einfallendes Licht irisieren, wobei dies in der Fachsprache auch „labradorisieren“ genannt wird. Durch sichtbare Lamellen im Inneren wird das Licht gebrochen und dies erzeugt so ein farbenprächtiges Schimmern aus metallisch glänzenden blauen und grünen Effekten. Sein Farbspektrum selbst reicht von Grau bis Graugrün, allerdings kann er auch leicht gelblich erscheinen. Er kann durchsichtig, aber auch vollkommen undurchsichtig sein.

Therapeutische Wirkung

Vom Labradorit sagt man, dass er mit seiner Farbwelt die Fantasie beflügelt und die Kreativität anregen soll. Zusätzlich fördert er die Intuition, das Erinnerungsvermögen und die Vernunft. Gefühle kann er verstärken und er kann dazu beitragen, dass man sich selbst besser versteht. Auf Körper und Geist wirkt er beruhigend, sodass Stress keine Chance hat. Deshalb wird er auch gerne als Meditationsstein genutzt. Auf den Körper bezogen kann der Labradorit Schmerzen lindern, wenn man ihn auf die betroffenen Körperstellen legt. Menschliche Knochen können von seinem hohen Kalziumgehalt profitieren und werden gestärkt.

Wissenswertes

Wenn sich die Wirkung des Labradorits verringert, wird er trüb. Deshalb sollte man ihn in ein Glas Mineralwasser stellen und für ein paar Tage in der Sonne stehen lassen. So kann er sich wieder aufladen und wird gleichzeitig auch gereinigt.

MALACHIT

Der Begriff Malachit stammt von den griechischen Wörtern „malache“ für „Malve“ und „malakos“ für „weich“ ab. Letzteres bezieht sich auf die geringe Härte des Edelsteins. So konnte man ihn sehr gut zu Pulver vermahlen, weshalb er in der Antike gerne für Schminke oder als Farbstoff in der Malerei genutzt wurde. Die alten Ägypter stellten aus dem Malachit kostbare Amulette her, die dem Träger als Glücksbringer dienen sollten. Aber auch in vielen anderen Kulturen war der Malachit ein sehr beliebter Edelstein, der Glück bringen und die Fantasie anregen sollte. Der Malachit ist heute hauptsächlich in Zaire zu finden. Weitere Länder sind Chile, die USA, Namibia, Australien und Zimbabwe. Im Ural, der berühmtesten Lagerstätte, ist der Malachit kaum mehr zu finden, da er für die Gestaltung der Zarenschlösser fast vollständig abgebaut wurde.

Aussehen

Je nach Winkel verändert sich die Farbtiefe des Malachits. Verantwortlich dafür sind die verschiedenen Lagen des Steins, welche sich als gerade Linien oder auch als Ringe zeigen können. Der Malachit besitzt immer mehrere Farbstufen und ist nie einfarbig. Seine Hauptfarbe kann Hellgrün, Schwarzgrün oder auch ein tiefes Smaragdgrün sein.

Therapeutische Wirkung

Auch als „Hebammenstein“ bezeichnet, soll der Malachit bei Geburtsschmerzen und der Menstruation Linderung verschaffen. Deshalb wird ihm auch eine kräftigende Wirkung auf die weiblichen Geschlechtsorgane zugeschrieben. Zudem soll er den Körper entsäuern und sich auch allgemein positiv auf die inneren Organe auswirken. Der Malachit fördert im seelischen Bereich die Konzentration, die eigene Wahrnehmung und wirkt sich grundsätzlich auf das Wohlbefinden des Menschen aus. Mehr Ausgeglichenheit und Lebensqualität kann er hervorbringen.

Wissenswertes

Der Malachit ist von seiner Konsistenz her der weichste Heilstein. Er wird oft imitiert und aus gefärbtem Achat, Jaspis oder Glas hergestellt. Deshalb sollten Sie beim Kauf auf professionelle Verkaufsquellen achten.

Wenn Sie den Stein am Körper tragen, entfaltet er schnell seine Wirkung. Wenn Sie ihn aufladen möchten, legen Sie ihn in eine Schale mit Bergkristallen. Entladen wird er in ein Tuch eingewickelt in einer Schale mit Hämatitsteinen.

MONDSTEIN

Der bläulich-weiße Schimmer dieses Steins sorgte für seinen Namen: Mondstein. Besonders im geschliffenen Zustand erinnert seine Erscheinung an zartes Mondlicht. Fälschlicherweise wurde der Mondstein eine lange Zeit als Selenit oder Marienglas bezeichnet, wobei diese bekanntermaßen aus Gips bestehen. Dieser seltene Stein wird auch als „Frauenstein" bezeichnet. In arabischen Ländern ist er ein Symbol für Fruchtbarkeit, Hingabe und Kinderreichtum. In der Antike spielte er eine große Rolle bei der Anbetung der Mondgöttin und soll ebenso die Liebe zwischen den Menschen stärken. Fundorte des Mondsteins sind Indien (dort entdeckte man auch den sagenumwobenen Katzeneffekt), Brasilien, Sri Lanka, die USA und Madagaskar. Der Mondstein wird hauptsächlich als Schmuckstein angeboten und muss für seinen typischen Schimmer geschliffen werden. Erst dann ist er perfekt geeignet für die Herstellung von Ketten, Ringen oder Anhängern.

Aussehen

Die Farbe des Mondsteins hängt von den enthaltenen Mineralen des Steins ab. So kann er eine gelbliche Färbung aufweisen, wenn er einen höheren Eisenanteil besitzt. Sonst erscheint er farblos und besitzt einen leichten bläulichen Schimmer. Der Katzenaugeneffekt entsteht durch einen begrenzten Lichteinfall und hinterlässt eine kleine schimmernde Linie.

Therapeutische Wirkung

Die Wirkung des Mondsteins bezieht sich auf verschiedene Bereiche. Zum einen fördert er die Weiblichkeit, die Liebe und eine positive Ausstrahlung. Zum anderen ist er schmerzlindernd bei Menstruationsbeschwerden, Entbindungen und allgemein bei Frauenbeschwerden. Außerdem soll er die Abwehrkräfte stärken, Stress reduzieren sowie die emotionale Selbstentfaltung verbessern. Er bringt die Kreativität wieder in Schwung, beseitigt negative Energien und löst Anspannungen in Körper und Geist. Wenn man den Mondstein nachts unter das Kissen legt, soll er Alpträume verhindern und auch gegen Mondsucht bzw. Schlafwandeln helfen.

Wissenswertes

Der Mondstein wird oft imitiert und nur eine mineralogische Untersuchung kann die Echtheit dieses Steins sicher feststellen. Oft werden aus gebranntem Amethyst, Glas oder auch Labradorit die Eigenschaften des Mondsteins nachgeahmt. Besitzt der Mondstein einen sehr starken blauen Schimmer, ist dieser mit sehr hoher Wahrscheinlichkeit ein Labradorit. Um den Mondstein aufzuladen, legt man ihn am besten in eine Schale mit Hämatit oder über Nacht in das Licht des Vollmondes. Den Mondstein können Sie unter warmem Wasser reinigen.

OBSIDIAN

Dieser interessante Edelstein ist heute noch sehr beliebt als Schmuck- und Kunststein. Aus ihm wurden schon zu prähistorischen Zeiten Werkzeuge und Waffen hergestellt, da er einen sehr hohen Härtegrad besitzt. Die Mayas und Azteken fertigten aus Obsidian Schneidewerkzeuge, wobei diese auch bei blutigen Ritualen zum Einsatz kamen. Sein Name stammt von seinem römischen Entdecker Obsius, der den Stein von seiner Äthiopien-Reise mit nach Europa brachte. Obsidian ist in Ländern zu finden, die vulkanisches Gestein aufweisen. Diese Länder sind unter anderem Ecuador, Indonesien, Bolivien, Hawaii, Mexiko, Peru, die USA sowie Russland und Japan.

Aussehen

Der Obsidian kann leicht durchscheinend, aber auch komplett undurchsichtig sein. Seine Farbe kann zwischen Schwarz, Braun, Grau und sogar Grün variieren. Mineralische Einschlüsse sind keine Seltenheit. In den winzigen Hohlräumen sorgen die eingelagerten Mineralien für besonders schöne Effekte. Der Mahagoni-Obsidian beispielsweise besitzt durch den hohen Eisenanteil rotbraune Flecken. Gold-, Silber- und Seidenglanz-Obsidian weisen kleinste Luftbläschen auf, die das Licht mit goldenem oder silbernem Glanz reflektieren. Beim Regenbogen-Obsidian werden aufgrund von Wassereinschlüssen die Spektralfarben sichtbar, sobald Licht darauf fällt. Der bekannte Schneeflocken-Obsidian ist mit weißen Flecken übersät, die durch Feldspat-Einlagerungen hervorgerufen werden.

Therapeutische Wirkung

Bei Hautbeschwerden wie Neurodermitis oder Schuppenflechte kann Obsidianwasser auf die Haut aufgetragen werden und Linderung verschaffen. Außerdem soll dieser Heilstein die Wundheilung fördern, Schmerzen reduzieren, Angstzustände auflösen und bei Magen- und Darmerkrankungen helfen. Auf die Psyche hat er eine beruhigende Wirkung, schenkt neue Energie und sorgt dafür, dass Entscheidungen leichter fallen. Noch dazu soll der Obsidian einen großen Einfluss auf die eigene Intuition haben und vor schädlichen Energien warnen.

Wissenswertes

Obsidian kann im geschliffenen Zustand sehr leicht mit Onyx und Turmalin verwechselt werden. Reinigen Sie den Stein regelmäßig unter lauwarmem Wasser und laden Sie ihn in der Sonne oder mithilfe eines Bergkristalls wieder auf.

ROSENQUARZ

Als Stein des Herzens und der Liebe wird der Rosenquarz bezeichnet. Er soll vom römischen Liebesgott Amor (Eros in der griechischen Mythologie) persönlich auf die Erde gebracht worden sein. Mit ihm wurden schon im Mittelalter Liebeszauber durchgeführt und er steht zudem für die Fruchtbarkeit aller Lebewesen. Die Fundorte des Rosenquarzes sind Madagaskar, Indien, die USA, Namibia und Mosambik. Der Rosenquarz ist sehr beliebt und wird als Heilstein und Schmuckstein in allen erdenklichen Formen genutzt. Als Rohstein wird er in Kombination mit Bergkristall gerne für die Herstellung von Edelsteinwasser verwendet.

Aussehen

Rosenquarz besteht, wie der Name schon sagt, aus Quarzoxid. Im Rohzustand weist er gut zu erkennende Kristalle auf, die bei vielen Menschen aufgrund seiner Schönheit sehr begehrt sind. Seine rosa Farbe kann kräftig, aber auch blass erscheinen. Der meist durchscheinende Stein weist zahlreiche Risse und Einschlüsse im Inneren auf. Je klarer und durchscheinender ein Rosenquarz ist, desto teurer wird er gehandelt.

Therapeutische Wirkung

Die Wirkung des Rosenquarzes ist sehr vielfältig. So fördert er die Durchblutung, verringert Schlafstörungen, unterstützt bei Frauenleiden und kann negative Energien in der Umgebung vertreiben. Er ist förderlich für Beziehungen und Freundschaften, kann zudem bei Liebeskummer trösten und den Trennungsprozess unterstützen. Das Betrachten des Rosenquarzes beflügelt die Sinne und öffnet das Herz. Seine beruhigende Wirkung bezieht sich auf den gesamten Körper und Geist. Er bringt Romantik und Emotionalität zurück in das Leben und verbessert die Empathie jedes Menschen. Er kann die Wirkung anderer Edelsteine verstärken, weil er beim Menschen das eigene Bewusstsein wieder aktiviert.

Wissenswertes

Fälschungen sind nicht immer leicht zu erkennen. Wenn Sie jedoch Einlagerungen entdecken, die Magenta-Rot erscheinen, handelt es sich nicht um einen echten Rosenquarz, sondern um ein Kunstimitat.

Der Rosenquarz kann unter Sonneneinstrahlung ausbleichen und etwas von seiner schönen Farbe verlieren. Legen Sie ihn deshalb zum Aufladen nicht in die Sonne, sondern in eine Amethystdruse. Zur Reinigung und Entladung eignet sich eine kleine Schale mit Hämatitsteinen. Sie können den Rosenquarz aber auch unter fließendem Wasser reinigen.

RUBIN

Im Lateinischen wird das Wort „rubeus" für „rot" verwendet und schenkt dem Rubin so seinen Namen. Er wird auch als „Mutter der Edelsteine" bezeichnet, weil er schon in der Antike sehr begehrt war. Alte Legenden erzählen, dass der Rubin göttliche Kraft besitzt und den menschlichen Geist mit der Liebe zusammenführt. Aus diesem Grund wird er auch als Symbol für Liebe und Treue bezeichnet. Auch soll er das Böse fernhalten und vor negativen Einflüssen schützen. Kaiser und Könige nutzten den kostbaren Stein als Glücksbringer und ließen den Rubin in ihre Kronen einarbeiten. Auch heute noch wird der Rubin von Königshäusern als Statussymbol eingesetzt. Der Rubin ist sehr selten und zählt deshalb neben dem Diamanten zu den teuersten Edelsteinen. Aufgrund seiner Härte wird er auch als Schleifmittel genutzt.

Hauptsächliche Fundorte des Rubins sind Sri Lanka, Tansania, Thailand und Birma. Auch in Australien, Brasilien, Indien oder Afghanistan ist der Rubin zu finden, allerdings ist das Vorkommen hier geringer.

Aussehen

Die Farbe des Rubins kann karminrot oder auch orangerot sein. Die kostbarste Farbe jedoch ist die Taubenblutfarbe. Die rote Farbe entsteht durch Ablagerungen von Chrom und nur die roten Steine des Minerals Korund werden auch als Rubin bezeichnet. Andere Varietäten dieses Minerals mit Farben wie Rosa, Blau und Grün gehören der Bezeichnung Saphir an.

Therapeutische Wirkung

Als Entscheidungshilfe wird der Rubin schon seit Jahrhunderten genutzt. Das macht ihn zu einem beliebten Meditationsstein. Nur das bloße Betrachten reicht schon, um sein heilendes Potenzial zu entfalten. Er soll Energie schenken, die Konzentration fördern und die Gedanken sortieren.

Außerdem ist er der Glücksstein der Liebe und verstärkt das Band zweier Personen. Harmonie, Treue und Sensibilität bringt er wieder zutage. Der Rubin drängt negative Gefühle zurück und hilft bei Konflikten. Auf den Körper bezogen wirkt er sich positiv auf den Stoffwechsel aus, bringt das Herz-Kreislauf-System in Schwung und transportiert Schadstoffe aus dem Körper. Zusätzlich reguliert er den Blutdruck und hilft bei Beschwerden in den Wechseljahren. Mithilfe des Rubins kann sich der Körper für die Aufnahme von Nährstoffen öffnen, damit diese besser verwertet werden können.

Wissenswertes

Rubinketten sollen eine besonders starke Heilwirkung besitzen und auch das Auflegen auf den Körper ist förderlich gegen Beschwerden. Rubin in Kombination mit Gold oder Silber soll eine noch stärkere Heilwirkung besitzen. Im Handel sind mittlerweile viele Imitationen zu finden, die man aber an den künstlichen Einschlüssen erkennen kann. Den Rubin laden Sie am besten in der Sonne auf und reinigen diesen unter lauwarmem Wasser.

RUTILQUARZ

Sein Name wird vom lateinischen Begriff „rutilus“ für „rötlich“ abgeleitet. Der Rutilquarz besteht aus einem Bergkristall mit nadelartigen Einschlüssen des Minerals Rutil. Seine weiteren Bezeichnungen sind unter anderem „Venushaar, Engelshaar oder auch Nadelstein“. Rutilquarz findet sich in Madagaskar, Brasilien, Mexiko, Italien und Norwegen. Er wird gerne als Rohstein, Handschmeichler oder eingearbeitet als Schmuckstein angeboten.

Aussehen

Der Rutilquarz besitzt ein ganz besonderes Erscheinungsbild, welches ihn sehr attraktiv für die Schmuckherstellung macht. Er gehört zu den sogenannten Haarsteinen, weil er in seinem Inneren kleine eingewachsene Rutilnädelchen besitzt. Die feinen Nädelchen vermischen sich nicht mit dem Quarz und formen manchmal sogar sternförmige Gebilde. Die Farbe des Rutilquarzes erstreckt sich von Gelb über Rot und Braun bis hin zu Schwarz. Der Stein kann durchscheinend oder auch trüb sein.

Therapeutische Wirkung

Als „Stein der Wahrheit“ ist der Rutilquarz auch bekannt. Er soll neue Ideen fördern, den Geist befreien und die Motivation verbessern. So soll er auch Beziehungen stabilisieren, Ehrlichkeit hervorbringen und die Stimmung aufhellen. Seelische Anspannungen können durch einen Rutilquarz gelöst werden, indem man ihn zwischen Brust und Kehle auflegt. Auf die körperlichen Funktionen bezogen hat der Rutilquarz positiven Einfluss auf die gesamte Atmung. Atemwegserkrankungen kann er lindern und er harmonisiert den Energiefluss im Körper.

Wissenswertes

Zum Aufladen legt man den Stein für fünf bis sechs Stunden in die Sonne. Unter lauwarmem Wasser kann er gereinigt und entladen werden.

SAPHIR

Wie der Rubin besitzt der Saphir die gleichen physikalischen und chemischen Eigenschaften. Einzig und allein die Farbgebung des Saphirs ist anders und wird durch Titan, Vanadium oder Eisenoxid hervorgerufen. Im alten Griechenland wurde der Saphir als „Stein der Weisheit“ bezeichnet und in Ägypten war er ein Symbol für Treue. Die berühmtesten Saphire sind der „Stuart-Saphir“, der „St. Edwards-Saphir“ aus dem britischen Kronschatz sowie der „Stern-Saphir“ aus Asien. Der Name des Saphirs bezieht sich auf seine Farbgebung und leitet sich von dem griechischen Begriff „sappheiros“, also „blauer Stein“, ab. Die Fundorte des Saphirs sind Birma, Sri Lanka, Thailand sowie China.

Aussehen

Der Saphir besitzt meist eine blaue Tönung, kann aber auch violett, schwarz oder sogar rosa, orange oder grün sein. Ist das Mineral Korund allerdings rot, wird es als Rubin bezeichnet. Der Saphir zeigt oft gemischte Farbtöne, kann Rutilnadeleinschlüsse oder feinste Haarrisse aufweisen. Ist der Saphir geschliffen, besticht er durch einen wunderschönen Glasglanz. Der Katzenaugeneffekt ist durch bestimmte Einschlüsse ebenfalls möglich. Die beliebtesten Farben sind Königsblau und Kornblumenblau.

Therapeutische Wirkung

Als Schutz vor dem Bösen und als Weisheitsstein ist der Saphir ein beliebter Heilstein. Er soll bei Verdauungsproblemen, Sodbrennen und Rheuma helfen. Außerdem sagt man ihm eine fiebersenkende Wirkung nach. Konzentrationsschwierigkeiten beseitigt der Saphir durch Auflegen auf die Stirn. So soll er auch die Seele von Schmerzen heilen, Ängste verringern, Selbstkritik verhindern und wohltuend auf die Nerven wirken. Stressige Situationen werden durch den Saphir entschärft. Das Fokussieren auf die wesentlichen Dinge des Lebens fällt somit leichter.

Wissenswertes

Zum Entladen legt man den Saphir über Nacht in eine Schale mit Hämatitsteinen und Bergkristallen. Ein Bad in der Sonne lädt den Saphir wieder auf.

SMARAGD

Der Name Smaragd stammt aus dem Griechischen und bedeutet „grüner Stein". Der Smaragd war schon in der Antike sehr beliebt. Aus ihm wurden Schmuckstücke gefertigt, die Ängste und Alpträume vertreiben sollten. Im Mittelalter war er außerdem ein Glücksstein für schwangere Frauen, er sollte diese vor negativen Energien schützen. Zahlreiche Insignien, wie Kronen oder Zepter, wurden mit dem Smaragd geschmückt, um Macht zu demonstrieren. So wurde zum Beispiel auch die Krone von Karl dem Großen mit vielen Smaragden bestückt. Hauptsächliche Fundorte sind Australien, Peru, Tansania, Südafrika, Madagaskar sowie Afghanistan und Brasilien.

Aussehen

Mineral- oder auch Gaseinschlüsse sind beim Smaragd keine Seltenheit. Diese sind auch eher ein Beweis für die Echtheit des Steines, anstatt einen Mangel darzustellen. Der Smaragd ist häufig von sattgrüner Farbe, wodurch auch die eigene Farbbezeichnung „smaragdgrün" entstand. Auch eine gelbgrüne Färbung ist möglich. Je mehr Chrom im Smaragd enthalten ist, desto leuchtender und intensiver ist sein Grün. Als Rohstein sieht der Smaragd unspektakulär aus. Erst als geschliffener Stein kommt seine gesamte Schönheit zur Geltung.

Therapeutische Wirkung

Augenleiden können durch den Smaragd gelindert werden, wenn man ihn auf die geschlossenen Lider legt. Zudem hilft er bei Atembeschwerden, Verdauungsproblemen und kann Schmerzen reduzieren. Besonders bei Rheuma und Migräne kann der Smaragd Anspannungen lösen und so starke Schmerzen verringern. Hierbei kann man auf Umschläge zurückgreifen, die in Smaragdwasser getränkt wurden. Diese legt man dann auf die zu behandelnden Stellen. Der Smaragd wird gerne gegen Infektionskrankheiten angewendet und soll das Immunsystem stärken. Außerdem trägt er dazu bei, die mentale Entwicklung voranzutreiben, weil er für mehr Ausgeglichenheit und Harmonie sorgt.

Wissenswertes

Leider sind auch hier wieder sehr viele Imitationen im Umlauf, die für Laien sehr schwer von einem echten Smaragd zu unterscheiden sind. Dabei werden minderwertige Steine so manipuliert, bis sie an das Erscheinungsbild des Smaragds herankommen. Achten Sie deshalb auf Ihre Bezugsquellen, wenn Sie Edelsteine kaufen möchten. Der Smaragd wird unter lauwarmem Wasser gereinigt und in der Sonne wieder aufgeladen.

TÜRKIS

Da der Türkis ursprünglich aus Persien stammt und über die Türkei eingeführt wurde, hat sich der Name „türkischer Stein“ durchgesetzt. Bei den alten Ägyptern trugen die Pharaonen den Türkis als Schmuck- und Schutzstein. Der Stein sollte seine Farbe ändern, wenn Gefahr drohte, und konnte die Pharaonen vor unliebsamen Überraschungen schützen. Ureinwohner Mexikos verarbeiteten den Stein ebenfalls zu Schmuckstücken, die vor bösen Mächten schützen sollten. Seit fast 1000 Jahren wird Türkis im Iran abgebaut. Weitere Fundorte liegen in Argentinien, Ägypten, Brasilien, Mexiko, Guatemala, Tibet und in den USA.

Aussehen

Der knollige Edelstein kann eine hellblaue, blaugrüne bis gelbgrüne Färbung aufweisen. Der Stein an sich kann undurchsichtig bis durchscheinend sein. Dunkle Gesteinsadern sind ein typisches Merkmal des Türkis. Außerdem können auch goldfarbene Einschlüsse von Pyrit vorhanden sein.

Therapeutische Wirkung

Bei Atemwegserkrankungen wie Bronchitis oder Asthma kann der Türkis Linderung verschaffen. Er kann Übersäuerung im Körper entgegenwirken und ist hilfreich bei Magenschmerzen, Gicht und Entzündungen. Da Türkis krampflösend und entzündungshemmend wirkt, wird er bei Hauterkrankungen, Menstruationsbeschwerden oder Zahnproblemen erfolgreich eingesetzt. Bezogen auf den Geist kann der Türkis das Selbstbewusstsein fördern, Unsicherheiten reduzieren und dabei helfen, Ängste abzubauen. Zusätzlich schenkt er Energie und kann zu mehr Erfolg in allen Lebenslagen führen, wenn man ihn regelmäßig am Körper trägt.

Wissenswertes

Der Türkis ist sehr empfindlich gegenüber Ölen, Fetten oder Säuren, sodass sich seine Farbe bei Kontakt mit ihnen verändern kann. Er wird zudem häufig gefälscht oder auch nachgebessert. So können Steine, die als Türkis deklariert sind, aus Kunstharz, Glas oder Porzellan bestehen. Man kann die Echtheit feststellen, indem man den Stein auseinanderbricht. Wenn sich im Inneren eine komplett andere Farbe verbirgt, ist der Stein höchstwahrscheinlich nicht echt.

Legen Sie den Türkis nicht in die Sonne, diese würde seine Farbe auf Dauer verändern. Laden Sie den Stein lieber mit Bergkristallen auf und entladen Sie ihn in einer Schale mit Hämatitsteinen.

Heilung & Gesundheit aus der Flasche

Fühlen Sie sich **schlapp und ausgelaugt**? Wünschen Sie sich mehr **Vitalität** oder sogar **spirituelles Wachstum**? Haben Sie oft das Gefühl, dass Ihre **Lebensenergie** von störenden Einflüssen beeinträchtigt wird? Kommt es Ihnen so vor, dass selbst die besten Ratschläge nichts helfen, obwohl Sie bereit für Veränderungen sind? Mitunter kann Ihr Energiefluss im Körper so durcheinander sein, dass er erst einmal wieder von innen reguliert werden muss. Dazu müssen Sie Ihre Lebensgewohnheiten überdenken und nach geeigneten Lösungen suchen. Ein erster Schritt kann dabei die Anwendung von Edelsteinwasser sein. Dieses heilende Wasser kann Sie dabei unterstützen, Ihre Balance wiederzufinden. Außerdem kann es Ihnen den Zugang zu Ihrem Körper und Ihrem Geist erleichtern. Schon in der Antike wurde Edelsteinen eine energetische Heilwirkung zugesprochen und noch heute werden sie in der alternativen Naturheilkunde gegen vielerlei Beschwerden eingesetzt. Dabei verfügen die Mineralien der Edelsteine über bestimmte Eigenschaften, welche sich auf den menschlichen Körper und seine Umwelt auswirken können. Viele Menschen schwören auf die heilende Kraft der Edelsteine und verwenden diese auf ganz unterschiedliche Weise. So können die Edelsteine, auch Heilsteine genannt, nah am Körper getragen, im Raum aufgestellt oder direkt auf den Körper aufgelegt werden. Die Wirkungsweise richtet sich dabei immer nach der Art der Beschwerde, die man lindern möchte, oder nach dem jeweils angestrebten Ziel. Zusätzlich gibt es die Möglichkeit, mithilfe der Heilsteine energetisch aufgeladenes Wasser herzustellen. Dieses Wasser soll den Körper wieder mit positiven Energien durchfluten, alte Energiequellen wieder in Schwung bringen und vorhandene Blockaden auflösen.

Edelsteinwasser verfügt über eine besondere Heilkraft, da es die spezifischen Informationen und Energien der Edelsteine speichert. Das energetische Wasser hilft getrunken dabei, den menschlichen Körper wieder zu vitalisieren. Die gespeicherten Energien der Edelsteine werden vom Körper aufgenommen und entfalten dort ihre Wirkung. Man kann das Edelsteinwasser teilweise mit Mineralwasser vergleichen. Mineralwasser enthält auch eine gewisse Menge an Mineralien, die für den menschlichen Körper von großer Bedeutung sind. Im Mineralwasser sind zum Beispiel Magnesium und Kalzium enthalten. Magnesium unterstützt die Muskel- und Nervenfunktionen, während Kalzium den Knochenaufbau fördert. Edelsteinwasser allerdings enthält nicht nur die Mineralien der verwendeten Heilsteine, sondern geht darüber hinaus. Es sorgt dafür, dass auch die spirituellen Bereiche des Körpers angeregt werden und sich somit der eigene Horizont erweitert.

Bevor Sie allerdings damit beginnen, Ihr Wasser mit Edelsteinen aufzuladen, möchte ich Ihnen noch wichtige Hintergrundinformationen mit auf den Weg geben. Dabei gibt es viele wichtige Dinge zu beachten, denn nicht jeder Edelstein ist für die Herstellung von Edelsteinwasser geeignet. Manche Edelsteine enthalten Stoffe, die für den menschlichen Körper toxisch sein können und deshalb keinesfalls aufgenommen werden dürfen. In diesem Kapitel geht es deshalb erst einmal um die Wirkungsweise des Edelsteinwassers und um die korrekte Herstellung. Es ist mir wichtig, dass

Sie die Wirkung der Mineralien und auch den gesamten mentalen Prozess dahinter verstehen. Nur so haben Sie am Ende ein Heilwasser erschaffen, das Ihnen auch wirklich bei der Beseitigung von Beschwerden helfen kann.

EDELSTEINWASSER – WIRKUNGSWEISE & FUNKTION

Die Wasserqualität mithilfe von Edelsteinen zu verbessern, kann für Sie sehr vorteilhaft sein. Gerade, wenn Sie sich geschwächt fühlen und Ihren Körper stärken möchten, können Heilsteine Ihr Wasser positiv beeinflussen. Das herkömmliche Wasser aus Ihrer Leitung bezeichnet man auch als „totes“ Wasser, weil dieses kaum nennenswerte Mineralien aufweist. Quellwasser dagegen fließt durch Gebirge und lädt sich durch seinen natürlichen Weg über Felsen und Steine energetisch auf. Natürlich ist das Quellwasser ohne Filterung nicht genießbar, besitzt aber dafür ein hohes Aufkommen an Energie. Damit Sie aus Ihrem Wasser daheim ebenfalls „lebendiges“ Wasser herstellen können, müssen Sie es mit entsprechenden Heilsteinen versetzen. Das Wasser kann dann die Energie aus den Mineralien speichern und weitergeben.

Ein japanischer Wissenschaftler namens Masaru Emoto erforschte lange Zeit die Eigenschaften des Wassers in Bezug auf die Informationsspeicherung. Dabei fand er heraus, dass Wasser unterschiedliche Strukturen aufwies, sobald man es bestimmten Bedingungen aussetzte. Durch intensive Gedanken, Musik und spezielle Gefäße mit Inschriften versuchte er, die Qualität des Wassers zu verändern. Sobald er harmonische Musik abspielte, veränderten sich die Wasserkristalle in geordnete Strukturen. Bei weniger harmonischer Musik wiesen die Wasserkristalle unregelmäßige Strukturen auf. Das war für ihn der Beweis, dass man die Wasserqualität aktiv beeinflussen konnte. Heilsteine sind ebenfalls in der Lage, die Struktur des Wassers auf positive Weise zu verändern.

Die heilende Kraft der Steine intensiviert sich durch das Trinken des energetischen Wassers. Beim Auflegen auf die Haut wird die Energie nur punktuell abgegeben. Sie konzentriert sich dabei nur auf einen Bereich und kann nicht ganzheitlich wirken. Trinkt man allerdings Edelsteinwasser, dann gelangt die Energie in jede Zelle des Körpers und kann dort ihre heilende Wirkung entfalten. Je nachdem, welchen gewünschten Effekt Sie anstreben, gibt es nahezu für jedes Problem einen passenden Edelstein. Die beliebtesten Edelsteine zur Anreicherung von Wasser sind der Amethyst, der Rosenquarz und der Bergkristall. Diese Heilsteine werden auch gerne miteinander kombiniert, um eine optimale Dosis von Mineralien an das Wasser zu übergeben.

Edelsteinwasser muss aber nicht unbedingt getrunken werden, sondern kann auch äußerlich in Form von Bädern, Tinkturen oder als Dampf angewendet werden. Bei Hautproblemen kann Edelsteinwasser beispielsweise auf die betroffenen Stellen getupft oder auch zum Stressabbau mit in das Badewasser gegeben werden.

Wichtig ist, dass Sie recherchieren, welchen Stein Sie benötigen, um die gewünschte Wirkung zu erzielen. Wenn Sie noch unsicher sind und sich nicht an Steinmischungen herantrauen, genügt es auch, sich nur auf einen Heilstein zu konzentrieren und Ihr Hauptanliegen anzugehen. Sie finden allerdings auch im Handel ein großes Angebot an fertigen Heilsteinmischungen, sodass es für Sie leichter wird, Ihr eigenes Edelsteinwasser herzustellen.

WARUM EDELSTEINWASSER DIE LEBENSENERGIE POSITIV BEEINFLUSST

Wie Sie inzwischen wissen, befinden sich im menschlichen Körper Energiebahnen, die für das Fließen der Lebensenergie verantwortlich sind. Werden diese Energiebahnen bzw. Meridiane blockiert, kann die Lebensenergie nicht mehr in alle Bereiche des Körpers gelangen. Es kommt zu körperlichen und geistigen Defiziten, die den Menschen in seiner Lebensqualität einschränken können. Sind die Energiebahnen nicht dazu in der Lage, die Lebensenergie an alle Chakren weiterzuleiten, werden auch die Chakren blockiert. Da die Chakren auch mit den inneren Organen verbunden sind, kann es auch hier schnell zu Problemen kommen. Damit das nicht passiert, ist Edelsteinwasser perfekt dafür geeignet, Ihren Energiefluss wieder anzukurbeln oder beizubehalten.

Indem Sie das Edelsteinwasser trinken, werden die enthaltenen Mineralien durch den gesamten Körper geleitet und entfalten ihre heilende Wirkung dort, wo sie gerade gebraucht werden. Die Informationen des Edelsteinwassers werden großflächiger und tiefer verteilt, behandeln somit einen viel größeren Raum, als es ein einzelner und nur aufgelegter Edelstein schaffen kann. Im Grunde wird Ihr Körper komplett mit neuer Energie durchflutet und vorhandene Blockaden werden weggespült. Edelsteinwasser eignet sich aufgrund seiner Reichweite deshalb sehr gut für seelische Anliegen, Energiebelebung, Chakrenarbeit und zur Steigerung der Lebenskraft.

Den meisten Menschen ist gar nicht klar, dass viele Beschwerden durch eine gestörte Balance im Körper entstehen. Diese Balance kann mithilfe von Edelsteinwasser wiederhergestellt werden. Edelsteinwasser entgiftet den Körper und kann die Vitalität steigern, wenn es regelmäßig angewendet wird. Das Eintreten der Wirkung unterscheidet sich von Mensch zu Mensch. Manche Menschen brauchen Wochen, um eine spürbare Verbesserung festzustellen, andere wiederum merken schon nach einem Glas, wie die Energie zurückkommt. Letztendlich fördert Edelsteinwasser, wenn es korrekt zubereitet wurde, die Lebensenergie und bringt die Energiebahnen im Körper wieder in Schwung.

BASICS: EDELSTEINWASSER SELBST HERSTELLEN

Jetzt, wo Sie so viel über die heilende Wirkung des Edelsteinwassers gelesen haben, möchten Sie natürlich sofort damit beginnen, Ihr Wasser mit wertvollen Mineralien und Spurenelementen anzureichern. Verständlicherweise möchten Sie nicht länger warten und sich selbst von den vielen Vorteilen des Edelsteinwassers überzeugen. Dazu müssen Sie wissen, welche Hilfsmittel Sie benötigen, wie Sie die Intensität des Wassers beeinflussen und worauf Sie allgemein bei der Herstellung achten sollten. Denn Edelsteinwasser kann, wenn es nicht sorgsam hergestellt wurde, sogar einen gegenteiligen Effekt erzielen. Noch dazu kann bei unsachgemäßer Herstellung das Wasser durch ungeeignete Edelsteine, Splitter oder Ablagerungen verunreinigt werden. Deshalb ist es umso wichtiger, dass Sie über alle notwendigen Informationen verfügen. Die allgemeine Vorbereitung, die richtige Steinauswahl sowie die Wahl des Herstellungsverfahrens sind äußerst wichtig für wirksames Edelsteinwasser.

Vorbereitung

Bevor Sie mit der Herstellung Ihres Edelsteinwassers beginnen, müssen Sie einige Vorkehrungen treffen. Die folgenden Punkte sollten Sie dabei beachten:

- Wählen Sie Edelsteine aus, die für die Herstellung von Edelsteinwasser geeignet sind. Das bedeutet: Die Edelsteine dürfen weder Verunreinigungen aufweisen, giftige Substanzen abgeben noch splittrig sein. Lassen Sie sich deshalb umfassend beraten und prüfen Sie Ihre Edelsteine unbedingt auf Mängel und auf Echtheit. Unechte Steine könnten giftige Chemikalien absondern und so Ihre Gesundheit gefährden. Nutzen Sie keine Edelsteine, die nicht ausdrücklich als Wassersteine deklariert sind oder den Kontakt mit Wasser nicht vertragen.

- Störende Fremdenergien sollten unbedingt bei der Herstellung gemieden werden, da diese Energien falsche Informationen an das Wasser weitergeben können. Dazu gehören intensive Sonneneinstrahlung, elektronische Quellen und Wasseradern. Schalten Sie deshalb alle elektronischen Quellen, wie Fernseher, WLAN und Handys, aus oder suchen Sie einen geeigneten Raum auf, der frei von störenden Energiequellen ist.

- Bevor Sie mit der Energetisierung des Wassers beginnen, sollten Sie sich alle wichtigen Utensilien bereitlegen. Diese sollten vorher unbedingt gereinigt werden, damit sich keine fremden Energien übertragen und so auch die allgemeine Hygiene sichergestellt ist.

- Edelsteine müssen vor der Energetisierung unbedingt gereinigt werden. Achten Sie deshalb penibel auf Sauberkeit und Hygiene. Immerhin werden die Steine in Ihr Trinkwasser gelegt und Sie möchten später ja keine Magenprobleme bekommen, weil Keime in das Wasser abgegeben wurden.

- Sie benötigen Wasser, welches gut aufbereitet werden kann. Nehmen Sie dafür mineralarmes Wasser, das wenig Fremdinformationen beinhaltet. Im Handel finden Sie auf jeden Fall geeignetes Wasser für die Herstellung Ihres Edelsteinwassers. Bevorzugen Sie auf jeden Fall Wasser in Glasflaschen, da Plastikverpackungen zu viele Fremdinformationen an das Wasser weitergeben. Außerdem sollten Sie unbedingt auf Kohlensäure verzichten, da diese die Aufnahme der Informationen behindert. Auch bereits enthaltene Mineralstoffe im Wasser können hinderlich sein, weil dadurch weitere Mineralien abgestoßen werden. Leitungswasser eignet sich nur bedingt für Ihr Edelsteinwasser, da dieses schon weite Wege hinter sich hat. Es fließt durch zahlreiche Rohre, wird meist sogar mit Chlor versetzt und speichert viele Altinformationen ab. Schadstoffarmes, hochwertiges Wasser sollte daher Ihre erste Wahl sein.

• Das Gefäß für Ihr Edelsteinwasser sollte glasklar und ohne Verzierungen oder Verfärbungen gewählt werden. Auch hier gilt wieder, jegliche Fremdinformationen zu vermeiden, welche die Qualität Ihres Edelsteinwassers beeinflussen könnten. Die alte Glasflasche, die schon verkratzt seit Jahren im Schrank steht und nach Tee riecht, sollte auch weiterhin für Tee genutzt werden. Bestenfalls kaufen Sie sich ein neues Gefäß, welches Sie nur für Ihre Energetisierung nutzen möchten. Wenn Sie unbedingt eine ältere Flasche benutzen möchten, reinigen Sie diese gründlich von allen restlichen Energien. So stellen Sie sicher, dass keine alten Informationen an das Wasser abgegeben werden.

• Sie benötigen zur Filterung des Wassers unbehandelte Filtertüten. So können feinste Splitter aus Ihrem Edelsteinwasser herausgefiltert werden.

• Um die Steine im Wasser zu platzieren, eignet sich eine Holzzange, die vorher ebenfalls gereinigt werden sollte.

Intensität des Edelsteinwassers bestimmen

Die Wirkung des Edelsteinwassers wird durch die Intensität der Mineralien bestimmt. Sie lässt sich in drei Stufen unterteilen. Es gibt Edelsteine, die eine sanfte Wirkung hervorrufen. Es gibt aber auch stärkere und besonders intensive Edelsteine, die dem Wasser besonders starke Informationen übertragen. Bei der Herstellung Ihres Edelsteinwassers sollten Sie diesen Faktor auf jeden Fall berücksichtigen.

Sanftes Edelsteinwasser

Edelsteine, die eine sanfte Wirkung besitzen, können nach Belieben auch höher dosiert werden. Sie sind für den Einstieg am besten geeignet, weil sie die Energien gleichmäßig im Wasser verteilen. Das Edelsteinwasser wird leicht und bekömmlich. Es ist also perfekt geeignet für sensible Menschen. Bei einem Liter Wasser empfehle ich Ihnen, zwischen 50 und 100 g Edelsteine beizumischen. Es kommt aber hier auch wieder auf die Größe und Qualität an. Kleinere Steine besitzen immer eine stärkere Wirkung als größere Steine und es reicht dann sogar aus, eine kleinere Menge zu verwenden. Als sanfter Edelstein gilt zum Beispiel der Rosenquarz.

Mittleres bis starkes Edelsteinwasser

Edelsteine wie der rote Jaspis oder der Aquamarin wirken sich stärker auf Ihr Edelsteinwasser aus. Eine kleine Menge dieser Steine reicht oft schon aus, um die gewünschte Wirkung zu erzielen. Als Empfehlung würde ich nicht mehr als 50 g Steine in einen Liter Wasser geben. Wenn Sie sich an stärkere Edelsteinsorten herantasten möchten, können Sie anfangs mit einer geringen Menge starten und sich dann bis zu den besagten 50 g steigern.

Intensives Edelsteinwasser

Die Konzentration des Bergkristalls beispielsweise ist sehr hoch, wenn er mit Wasser in Berührung kommt. Schon 5 g reichen aus, um einen Liter intensives Edelsteinwasser herzustellen. Dieses Wasser kann dann sehr gezielt eingesetzt werden und wird durch eine geringe Menge an Edelsteinen oder Kristallen größtmöglich mit Informationen ausgestattet. Hierzu zählt beispielsweise auch der Lapislazuli. Wenn Sie intensives Edelsteinwasser herstellen, gilt auch hier, sich möglichst mit einer geringen Menge heranzutasten und dann eventuell die Dosis zu steigern. Dazu sollten Sie unbedingt auch Ihr eigenes Befinden im Blick halten und sich danach richten. Manchen Menschen genügen auch weniger als 5 g Edelsteine für gut informiertes Wasser. Ein sparsamer Umgang ist immer besser, als sich und seinen Körper später zu überfordern. Intensives Edelsteinwasser eignet sich besonders gut zur äußerlichen Anwendung und kann beispielsweise bei Hautproblemen oder zur Erfrischung des Körpers eingesetzt werden.

Herstellung

Wenn Sie alle wichtigen Vorkehrungen getroffen haben, können Sie nun mit der Herstellung Ihres Edelsteinwassers beginnen. Legen Sie sich dazu alle Utensilien bereit und sorgen Sie dafür, dass Sie bei der Herstellung ungestört sind. Wenn Sie sich dazu bereit fühlen, können Sie mit der Wasserbelebung beginnen.

1. Nehmen Sie das Gefäß zur Hand, in dem Sie Ihr Edelsteinwasser anreichern möchten. Achten Sie unbedingt auf eine stressfreie Atmosphäre, denn auch dies kann später negative Auswirkungen auf Ihr Wasser haben.
2. Platzieren Sie die Edelsteine nacheinander auf dem Glasboden. Bei der Anordnung sollten Sie darauf achten, dass die Steine nicht übereinanderliegen und genügend Spielraum vorhanden ist. Wählen Sie deshalb ein Gefäß aus, welches genügend Platz bietet.

3. Gießen Sie dann aufnahmefähiges Wasser in das Gefäß. Die Anordnung der Steine sollten Sie jetzt möglichst nicht mehr verändern, damit keine Verunreinigungen oder Unruhen in das Wasser aufgenommen werden.

4. Stellen Sie das Gefäß an einen möglichst neutralen Ort, an dem kein Sonnen- oder Mondlicht das Wasser beeinflussen könnte. Decken Sie das Gefäß mit einem Tuch oder einer Glasplatte ab, damit kein Staub in Ihr Wasser hineingelangt.

5. Lassen Sie das Edelsteinwasser über Nacht für 10 bis 12 Stunden stehen. So können Sie sicher sein, dass die Mineralien der Edelsteine in vollem Umfang an das Wasser abgegeben wurden.

6. Filtern Sie Ihr Wasser unbedingt, bevor Sie es trinken oder äußerlich anwenden möchten. Es können sich beim Herstellungsprozess immer feinste Splitter von den Steinen ablösen. Diese Splitter können mit dem bloßen Auge nicht erkennbar sein und dann ein erhebliches Gesundheitsrisiko darstellen.

7. Ihr Edelsteinwasser ist jetzt einsatzbereit und kann getrunken werden. Denken Sie unbedingt daran, auch Ihr Trinkglas energetisch zu reinigen. Im schlimmsten Fall wird Ihr Edelsteinwasser durch Rückstände in Ihrem Trinkglas beeinflusst.

Alternative Herstellungsmethoden

Nicht nur beim klassischen Einlegen in Wasser können Edelsteine ihre Kraft abgeben. Welche Möglichkeiten Sie noch haben, um Ihr Wasser zu beleben, habe ich hier für Sie zusammengefasst.

- Für intensives Edelsteinwasser, welches nicht täglich konsumiert wird, kann man auf die Kochmethode zurückgreifen. Diese Methode ist zeitsparend und bringt in kürzester Zeit hochwirksames Edelsteinwasser hervor. Allerdings sind nicht alle Steine für die Kochmethode geeignet. Die Edelsteine werden für ca. 5 Minuten in einem Kochtopf mit Wasser erhitzt. Danach lässt man das Wasser abkühlen und entfernt die Steine. Die Kochmethode eignet sich gut für das Energetisieren von einfachem Leitungswasser. Keime und Erreger werden abgetötet und das Wasser wird aufnahmefähiger. Eine Filterung ist aber auch hier unerlässlich, da sich besonders nach dem Kochvorgang kleinste Teile der Edelsteine ablösen können.

- Eine deutlich mildere Variante stellt die Wasserdampfmethode dar. Dabei wird Wasser in einem Kochtopf erhitzt, während die Edelsteine mithilfe eines Siebs über den Kochtopf gehängt werden. Es ist auch möglich, zwei Holzstäbe mittig auf dem Kochtopf zu platzieren und die Edelsteine daraufzulegen. Der Wasserdampf ist schonender für die Edelsteine und informiert das Wasser trotz allem intensiver als beim Einlegen in Wasser. Diese Methode bringt eine hohe Intensität hervor, ist allerdings auch zeitaufwendiger.

- Als besonders sichere Methode hat sich die Verwendung von Edelstein-Stäben bewährt. Diese gibt es im Handel zu kaufen. Der Vorteil hierbei ist, dass die Steine nicht mehr gereinigt werden müssen, das Wasser bedarf keiner Filterung aufgrund möglicher Splitter und die Herstellungszeit verringert sich. Zusätzlich beinhalten die Stäbe eine große Anzahl an Edelsteinen, welche die Heilwirkung erheblich verstärken. Zu guter Letzt sehen die Stäbe dekorativ aus und verleiten dazu, mehr Edelsteinwasser zu trinken. Es gibt mittlerweile sogar Glasflaschen mit integrierten Heilsteinen. Eine preiswerte Alternative zu den Edelstein-Stäben bieten Reagenzgläser. Diese werden mit Edelsteinen gefüllt und im Gefäß platziert. Probieren Sie aus, was Ihnen am ehesten zusagt.

• Um den direkten Kontakt mit dem Wasser zu vermeiden, können Sie auch auf Edelsteinplatten zurückgreifen. Das Gefäß wird mit Wasser gefüllt und anschließend auf die Edelsteinplatte gestellt. Der Effekt ist hier allerdings nicht so intensiv, da die Dicke des Glases hier eine entscheidende Rolle spielt. Ist das Glasgefäß sehr dickwandig, wird nur sehr wenig Energie übertragen. Nutzen Sie diese Methode deshalb nur, wenn Sie eine sanfte Wirkung erzielen möchten.

Grundmischung

Eine sanfte und ausgleichende Grundmischung für die Wasserbelebung sollte anfangs im Vordergrund stehen. Dazu eignet sich eine Kombination aus Rosenquarz, Bergkristall und Amethyst. Diese Grundmischung ist besonders gut aufeinander abgestimmt, da die Steine aufgrund eines ähnlichen Musters gut miteinander harmonieren. Größere Mengen und eine längere Anwendungszeit stellen hier überhaupt kein Problem dar.

Die abgegebenen Mineralien ergänzen einander und erzeugen so ein Gleichgewicht. Die Steine können deshalb nach eigenem Befinden eingesetzt werden. Meist reicht schon eine kleine Menge aus, damit das Wasser wieder lebendiger wird. Denken Sie daran, auch andere Chakren anzusprechen. Nutzen Sie deshalb nach einiger Zeit andere Edelsteine, damit hier kein Ungleichgewicht entsteht. Der Rosenquarz spricht nämlich nur das Herzchakra an und der Amethyst sowie der Bergkristall konzentrieren sich nur auf das Kronenchakra.

Ungeeignete Edelsteine

Nicht alle Edelsteine eignen sich für die Herstellung von Edelsteinwasser. Manche Steine geben giftige Substanzen an das Wasser weiter, sobald Sie mit diesem in Berührung kommen. Die Giftstoffe können in Ihrem Körper verheerende Schäden anrichten und deshalb sollten Sie sich vorher umfassend über die Eigenschaften Ihrer Edelsteine informieren. Wenn Sie eine bestimmte Wirkung erzielen möchten und Ihr Edelstein nicht mit Wasser in Berührung kommen darf, sind andere Nutzungsarten geeigneter. Edelsteinstäbe sind hier immer eine gute Wahl und trennen den Edelstein vom Wasser. Eine energetische Belebung des Wassers ohne toxische Nebenwirkungen ist somit möglich. Folgende Edelsteine eignen sich nicht für den direkten Wasserkontakt und sollten mittels alternativer Anwendungsmöglichkeiten, wie das Auflegen auf den Körper, in einem Edelsteinstab oder als Handschmeichler, verwendet werden:

Türkis Tigerauge
Azurit Pyrit
Malachit

Tipps & Tricks zur Anwendung

Die richtige Verwendung von Edelsteinen ist die Voraussetzung für hochenergetisches und wirksames Edelsteinwasser. Gelangt es in Ihren Körper, kann es dazu beitragen, Ihr allgemeines Befinden zu verbessern und sogar Beschwerden zu lindern. Für eine wirksame Anwendung gibt es deshalb viele Punkte zu beachten. Sie sollten wissen, wie das Edelsteinwasser anzuwenden ist, wann es zum Einsatz kommt und in welcher Form es verwendet werden kann. Noch dazu ist das Wissen über die Handhabung der Edelsteine, die mechanische als auch energetische Reinigung und das Aufladen der Steine von entscheidender Bedeutung. In diesem Kapitel erkläre ich Ihnen nun, welche Anwendungsmöglichkeiten es gibt und worauf Sie ganz konkret bei der Anwendung achten sollten. Zudem erhalten Sie wertvolle Tipps zur Aufbewahrung, Auf- und Entladung sowie zur allgemeinen Reinigung Ihrer Edelsteine.

HOW TO: DIE RICHTIGE ANWENDUNG

Edelsteinwasser eignet sich hervorragend dafür, spirituell voranzukommen und gleichzeitig auch dafür seinem Körper etwas Gutes zu tun. Es kann die körperlichen Funktionen unterstützen und den Geist beleben. Zusätzlich wirkt es sich positiv auf die eigene Lebenskraft aus und sorgt dafür, dass diese Lebenskraft im Körper wieder in alle Bereiche geleitet wird. Bei diesen vielen positiven Aspekten stellt sich nun die Frage, ob Sie das Wasser dauerhaft und regelmäßig konsumieren können. Ist es sinnvoll, sich nur noch mit Edelsteinwasser zu versorgen, und gibt es eventuell auch bedenkliche Gegenanzeigen?

Erst einmal kann ich Ihnen sagen, dass Edelsteinwasser, so verlockend es auch klingen mag, nicht als ausschließliches Getränk anzusehen ist. Ihr Körper kann nur eine Grundmenge an Mineralien und Energien aufnehmen und wird durch einen zu hohen Konsum von Edelsteinwasser eher überlastet als unterstützt. Sie nehmen auch nicht jeden Tag Heilkräuter oder Medikamente zu sich, weil Sie der Überzeugung sind, dass diese Sie gesund halten. Sie greifen erst darauf zurück, wenn Sie Symptome lindern möchten oder sich ein gesundheitlicher Grund hierfür ergibt. Ohne einen bestimmten Anwendungszweck sollten Sie Edelsteinwasser daher auch nicht verwenden – zumal es nur wenige Steinmischungen gibt, die sich für einen dauerhaften Gebrauch eignen. Sehen Sie die Verwendung des Edelsteinwassers als einen Therapiezeitraum an, der nach einer Weile pausiert werden muss. So lässt sich auch feststellen, ob Sie mit der korrekten Dosierung arbeiten und diese bereits die gewünschte Wirkung erzielen konnte. Wie die richtige Anwendung aussieht, erkläre ich Ihnen im Folgenden.

Art der Anwendung

Edelsteinwasser kann vielfältig verwendet werden. Es eignet sich nicht nur zur inneren, sondern auch für äußere Anwendungen. Bei Anwendungen auf der Haut kann das Edelsteinwasser dazu beitragen, Hautkrankheiten oder Entzündungen zu lindern. Die Wirkung des Edelsteinwassers ist hier wieder abhängig von den genutzten Edelsteinen. Manche Steine können die Selbstheilungskräfte bestimmter Organe aktivieren, andere wiederum wirken unterstützend bei kleineren Verletzungen oder Wunden. Vor der Verwendung sollten Sie jedoch immer einen Heilpraktiker zurate ziehen, um Ihr Edelsteinwasser genau auf Ihre Beschwerden auszurichten. Zu den typischen äußeren Anwendungsmethoden zählen:

- *Heilbäder*

Sie können Ihr hergestelltes Edelsteinwasser als Badezusatz nutzen. Die energetische Wirkung dringt dann über die Poren Ihrer Haut in Ihren Körper ein. So ist es auch möglich, sehr intensives Edelsteinwasser zu verwenden, wenn Sie es für die innerliche Nutzung nicht anwenden können. Das Edelsteinwasser eignet sich besonders bei Hautproblemen, zur Entspannung und als Hilfe bei Erkältungskrankheiten. Schmerzen in Gelenken und Sehnen können ebenfalls gelindert werden.

- *Tinkturen*

Wie beim Heilbad sorgt die Anwendung auf der Haut für eine intensive Heilwirkung. Wenn Sie Ihre eigenen Tinkturen herstellen, können Sie diese ganz gezielt auf entsprechende Bereiche Ihres Körpers auftragen. Bei entzündlichen Stellen kann sich die Wirkung mehr auf diese speziellen Punkte konzentrieren und wird nicht über den ganzen Körper aufgenommen. Massieren Sie das Edelsteinwasser pur in Ihre Haut ein, sprühen Sie dieses auf oder mischen Sie es in Ihre Hautcreme. Es gibt auch die Möglichkeit, mithilfe des Edelsteinwassers Heilsalbe herzustellen. Informieren Sie sich vor der Anwendung immer über eventuelle Unverträglichkeiten und nutzen Sie nur Edelsteine, die sich positiv auf Sie auswirken.

• Sprays

Als Spray kann Edelsteinwasser direkt auf die Haut aufgesprüht werden. Der feine Sprühnebel verteilt sich gleichmäßig auf der Haut. Als Energiereiniger können Sie das Spray auch für Ihre Umgebung nutzen. Sprühen Sie dazu den gesamten Raum ein oder wählen Sie entsprechende Gegenstände aus, die Sie energetisch reinigen möchten. Für unterwegs eignet sich das Spray zur Erfrischung Ihrer Haut.

• Waden- oder Halswickel

Bei Erkältungen, Kreislaufproblemen oder Muskelschmerzen können in Edelsteinwasser getränkte Waden- und Halswickel Wunder wirken. Wählen Sie gezielt Edelsteine aus, die für die Behandlung entsprechende Eigenschaften aufweisen. Etwa 20 bis 30 Minuten sollten die Wickel auf die betroffenen Stellen aufgelegt werden, damit ein Effekt erzielt werden kann. Bei Verletzungen des Bewegungsapparates sollten Sie mindestens eine mittlere bis hohe Intensität des Edelsteinwassers anstreben, damit genügend Wirkstoffe in Ihren Körper abgegeben werden.

• Dauer und Dosierung

Jeder Edelstein wirkt sich anders auf den Körper aus. Somit sind Dosierung und Dauer der Anwendung sehr verschieden und abhängig von Ihrem Organismus. Da Edelsteinwasser im Körper sehr schnell seine Wirkung entfaltet, anders als es beim Auflegen auf die Haut der Fall ist, sollten Sie sich ganz langsam mit der Wirkung vertraut machen. Anfangs ist es ratsam, mit kleinen Trinkmengen zu beginnen, damit Sie Ihre persönliche Dosierung finden können. Außerdem gewöhnen Sie Ihren Körper langsam an diesen Prozess und können schnell feststellen, ob Ihnen das Edelsteinwasser weiterhilft. Trinken Sie das Edelsteinwasser regelmäßig und möglichst zu den gleichen Zeiten, so bekommt Ihr Körper Routine und kann sich besser auf die zugeführten Mineralien und Energien einstellen. Als groben Richtwert würde ich Ihnen jeweils 200 ml am Morgen, zur

Mittagszeit und am Abend empfehlen. Danach können Sie die Dosierung langsam steigern oder gegebenenfalls sogar reduzieren.

Sie dürfen Edelsteinwasser täglich konsumieren, sollten allerdings für den regelmäßigen Gebrauch eine sanfte Art des Edelsteinwassers wählen. Sanftes Edelsteinwasser können Sie über den Tag verteilt in größeren Mengen zu sich nehmen. Allerdings sollte hier bei maximal 1,5 Litern eine Grenze gesetzt werden. Sobald Sie unerwünschte Nebenwirkungen spüren, ist Ihre Dosierung zu hoch oder das Edelsteinwasser zu intensiv informiert. Legen Sie dann unbedingt eine längere Pause ein und beginnen Sie beim nächsten Mal mit einer niedrigen Intensität. In der Anfangszeit sollte die Dosierung bei einer sanften Edelsteinmischung zwischen 0,5 und 1 Liter betragen. Bei einer mittleren bis starken Intensität genügen schon 0,2 bis 0,6 Liter und bei besonders scharfem Edelsteinwasser sollte die Trinkmenge zwischen 20 und 200 Millilitern liegen.

Da jeder Mensch individuell ist, muss die Dosierung langsam auf die eigenen Bedürfnisse angepasst werden. Bleiben Sie geduldig und beobachten Sie die Signale Ihres Körpers. Grundsätzlich sollten Sie nach zwei Wochen für ungefähr eine Woche pausieren. Sie werden irgendwann innerlich spüren, dass auch Ihr Körper sich gegen eine zu lange Anwendungsdauer und Dosierung sträubt. Es fühlt sich beim Trinken dann wie eine Blockade an und der Körper gibt so das Signal, dass er genug hat. Unterbrechen Sie dann Ihre Heilkur und geben Sie Ihrem Körper Zeit, die gesammelten Informationen zu verarbeiten.

Wichtige Hinweise

Bei der Verwendung von Edelsteinwasser darf es zu keiner Zeit zu Übelkeit oder Unwohlsein kommen. Bemerken Sie eine negative Veränderung Ihrer Stimmung, Ihrer Gesundheit oder Ihrer Körperfunktionen, stoppen Sie die Behandlung sofort. Entweder haben Sie dann die falsche Trinkmenge gewählt, Ihre Edelsteine waren nicht für den Wasserkontakt geeignet oder erzeugen eine zu scharfe energetische Intensität. Auch kann eine zu lange Anwendungsdauer für unerwünschte Symptome verantwortlich sein. Überlegen Sie genau, wo eventuell ein Anwendungsfehler infrage kommt, und versuchen Sie, diesen beim nächsten Mal zu vermeiden. Gehen Sie während der gesamten Anwendungszeit achtsam mit Ihrem Körper um und setzen Sie das Edelsteinwasser ab, sobald sich ein Unwohlsein einstellt. Ein energetischer Berater kann dabei helfen, die individuelle Dosierung zu finden und anzupassen. Manchmal kann es auch passieren, dass eine Person zu sensibel ist und die Behandlung mit bestimmten Edelsteinen nicht verträgt. Hier ist es sinnvoller, nur noch auf sanfte Edelsteine zurückzugreifen und sich langsam heranzutasten. Edelsteinstäbe können in diesem Fall hilfreich sein und sogar intensive Edelsteine bei der Wasserbelebung abschwächen.

Schwangere, stillende Mütter, Babys und Kleinkinder sollten kein Edelsteinwasser zu sich nehmen. Da nicht nachweisbar ist, wie sich das Edelsteinwasser auf das Ungeborene, die Muttermilch und generell auf den Organismus von Babys und Kleinkindern auswirkt, sollten hier keinesfalls Experimente gemacht werden. Erst wenn Kinder oder Jugendliche Auskunft über die Verträglichkeit geben können, dürfen sie mit sanftem Edelsteinwasser beginnen.

REINIGUNG DER STEINE

Vor jeder Benutzung ist es wichtig, dass Sie Ihre Heilsteine mechanisch und energetisch reinigen, ganz besonders dann, wenn Sie diese gerade neu erworben haben. Achten Sie schon beim Kauf darauf, dass Ihre Edelsteine frei von Ablagerungen und Splittern sind. Bei der Herstellung Ihres Edelsteinwassers sollten Sie besonders auf Hygiene achten, ganz besonders, wenn Sie das Edelsteinwasser innerlich anwenden möchten. Zu groß ist die Gefahr, Verunreinigungen und Bakterien im Wasser zu verteilen. Und diese Verunreinigungen möchten Sie ja schließlich nicht in Ihrem Getränk haben. Eine regelmäßige mechanische Reinigung ist insofern notwendig, als Ihre Steine gepflegt und aufnahmefähig bleiben. Etwa in einem Abstand von zwei Wochen empfiehlt es sich, die Edelsteine einer kleinen Grundreinigung zu unterziehen. So stellen Sie sicher, dass Staub und Verschmutzungen gar nicht an Ihren Steinen anhaften.

• Informieren Sie sich zunächst über die Eigenschaften Ihrer Edelsteine, damit Sie wissen, welche Behandlung diese überhaupt vertragen. Es ist auch immer, gut zu wissen, wie robust die einzelnen Edelsteine sind. Manche Steine sind so empfindlich, dass sich schnell Splitter ablösen können oder diese bei der Reinigung an Substanz verlieren.

• Nutzen Sie zur Desinfektion der Steine am besten hochprozentigen Alkohol. Auch hier gilt wieder, zu prüfen, ob Ihre Edelsteine diese Behandlung vertragen.

• Wenn Sie Ihre Edelsteine desinfizieren, tragen Sie bestenfalls Einmalhandschuhe. So bleiben Ihre Hände vor dem Alkohol geschützt und Sie kontaminieren die Steine nicht mit Ihren bloßen Händen. Alternativ können Sie auch auf eine Holzzange zurückgreifen.

- Zur mechanischen Reinigung eignet sich eine Wurzelbürste. Bürsten Sie anfangs alle groben Verschmutzungen weg. Üben Sie allerdings nicht zu viel Druck aus, denn auch hier kann der Edelstein beschädigt werden.
- Waschen Sie den Edelstein unter lauwarmem Wasser ab und bürsten Sie alle restlichen Verschmutzungen weg. Auch nach der Desinfektion sollten Sie den Edelstein unter fließendem Wasser reinigen.

AUF- UND ENTLADUNG

Vor der ersten Nutzung sollte man Edelsteine energetisch reinigen und für einen hohen Informationsfluss aufladen. Dafür gibt es unterschiedliche Methoden, welche sich auch nach den Eigenschaften des jeweiligen Steins richten. Das regelmäßige Auf- und Entladen ist wichtig, damit vorhandene Informationen bereinigt und durch neue ersetzt werden können. Für hochwirksames Edelsteinwasser sind diese Vorgänge unumgänglich. Es bieten sich dafür verschiedene Möglichkeiten an. Ich empfehle Ihnen, nicht nur auf eine Methode zu setzen. Kombinieren Sie lieber zwei Methoden miteinander, dann können Sie sichergehen, dass die Energien wirklich entladen und wieder voll aufgeladen sind.

Methoden zum Entladen

Das Entladen der Edelsteine sollte schon vor der ersten Nutzung geschehen. Ihre Edelsteine haben meist lange Transportwege hinter sich und sind durch viele Hände gewandert, bevor sie schließlich den Weg zu Ihnen gefunden haben. Somit haften viele fremde Energien an den Steinen, die entfernt werden müssen. Diese Energien beeinflussen die Aufnahmefähigkeit und folglich die Wirkung Ihrer Edelsteine. Außerdem sollten Sie nach jeder Benutzung Ihre Edelsteine wieder entladen, damit diese für die nächste Nutzung keine unerwünschten Informationen enthalten.

Wasser

Das Entladen mit Wasser ist die schnellste und einfachste Methode, Ihre Edelsteine von Fremdinformationen zu befreien. Halten Sie den Edelstein für mindestens eine Minute unter fließendes Wasser und reiben Sie ihn mit den Händen ab. Er wird zunächst etwas seifig erscheinen und eine Weile brauchen, bis er stumpfer wird. Sobald die seifige Schicht abgewaschen ist, kann Ihr Edelstein wieder aufgeladen werden. Lassen Sie ihn vorher unbedingt an der Luft trocknen, damit sich keine Bakterien bilden können. Da Sie für das Edelsteinwasser sowieso Steine verwenden, die mit Wasser in Kontakt kommen dürfen, müssen Sie sich bei der Entladung keine Gedanken über die Wasserverträglichkeit der Steine machen. Nutzen Sie jedoch andere Edelsteine, bei denen nicht klar ist, ob diese Steine direkten Kontakt mit Wasser vertragen, müssen Sie vorher abklären, ob die Wasserentladung für die jeweiligen Steine infrage kommt. Manche Steine können hierbei beschädigt oder in ihrem Energiefluss gestört werden. Eine andere Methode ist dann hier ratsamer.

Hämatit

Edelsteine können in einer Schale mit Hämatitsteinen von fremden Energien entladen werden. Hämatit zieht die Energien aus den Edelsteinen heraus und nimmt diese Energien in sich auf. Dazu legen Sie kleinere Edelsteine für maximal 12 Stunden und größere Edelsteine bis zu 24 Stunden in die Schale. Von Zeit zu Zeit ist es jedoch ratsam, Hämatitsteine ebenfalls zu entladen, da diese kontinuierlich Fremdinformationen speichern und ab einem gewissen Punkt auch wieder abgeben können. Ich empfehle Ihnen, Hämatitsteine sofort nach dem Gebrauch wieder zu entladen. Dann sind Sie auf der sicheren Seite. Hämatitsteine eignen sich besonders gut für empfindliche Edelsteine, die nicht mit Wasser in Berührung kommen sollten.

Amethyst

Ähnlich wie beim Hämatit, kann auch eine Schale mit kleinen Amethyststeinen dafür genutzt werden, Ihre Edelsteine energetisch zu reinigen. Dazu müssen Sie vorher die Amethyststeine ebenfalls einer Reinigung unterziehen. Auch diese Methode ist gut geeignet für empfindliche Steine. Das Einlegen in eine Amethystdruse kann ebenfalls zur Entladung genutzt werden.

Kälte

Eine simple und einfache Methode ist die Kälteentladung im Kühlschrank bzw. im Eisfach. Diese Methode eignet sich als zusätzliche Absicherung zur Wassermethode. Legen Sie, nachdem Sie Ihren Edelstein mit der Wassermethode behandelt haben, diesen über Nacht in das Eisfach. Sie entfernen hiermit zusätzliche Energien, die sich vielleicht oberflächlich nicht komplett lösen konnten. Die Kältemethode ist allerdings nur in Kombination mit einer anderen Entlademethode sinnvoll, da sie nur oberflächlich funktioniert. Festsitzende Informationen sollten zuerst mit Wasser oder Hämatit behandelt werden.

Methoden zum Aufladen

Edelsteine werden, bevor sie zum Einsatz kommen, mittels spezieller Methoden aufgeladen. Dabei wird deren vorhandene Energie aktiviert und verstärkt. Zusätzlich erhalten die Edelsteine noch positive Impulse, mit denen ihre Eigenwirkung verstärkt wird.

Wärme

Durch Wärme können Edelsteine für ihre weitere Verwendung vorbereitet werden. Dazu benötigen sie nicht unbedingt hohe Temperaturen. Schon leichte Wärmeeinwirkungen können genügen, die richtigen Informationen an den Edelstein zu senden. Sie können den Edelstein deshalb in einem Wasserbad erwärmen (nicht kochen!). Den Edelstein auf einer Heizung oder in den Händen zu wärmen, würde ich Ihnen nicht empfehlen. Sie könnten sonst wieder Bakterien mit ins Spiel bringen, die Sie vor der Herstellung von Edelsteinwasser nochmals entfernen müssten.

Sonnenlicht

Die Sonne besitzt eine sehr starke energetische Reinigungskraft, weshalb sie für die Aufladung Ihrer Steine sehr gut geeignet ist. Achten Sie aber darauf, dass Sie Steine benutzen, die Sonnenlicht vertragen können. Einige Steine werden stumpf oder verändern ihre Farbe, wenn diese zu intensiven Sonnenstrahlen ausgesetzt werden. Am besten geeignet ist hierfür die Morgen- und Abendsonne, da diese weniger aggressiv wirkt. Mittagssonne sollten Sie unbedingt meiden, da diese die Substanz Ihrer Steine angreifen und verändern kann. Ist das Sonnenlicht zu grell und unangenehm, sollten Sie ihre Steine morgens aus der Sonne nehmen und nachmittags noch etwas auf milderen Sonnenschein warten. Eine halbe Stunde im Sonnenlicht reicht meistens aus, um die volle Energie zu entfalten. Legen Sie Ihren Edelstein auf einem sauberen Tuch an einen sonnigen Platz. Notfalls können Sie Ihren Edelstein auch auf die Fensterbank legen, wobei hier wichtig ist, dass die Fenster komplett geöffnet sind. Fensterglas schluckt das UV-Licht der Sonne und verhindert das Eindringen der Sonnenenergie in den Edelstein.

Mondlicht

Eine weitere Möglichkeit zum Aufladen von Edelsteinen bietet der Mond. Sein Licht dringt ebenfalls intensiv in die jeweiligen Edelsteine ein und verstärkt deren Wirkung. Wenn Sie mit dem Mondlicht arbeiten möchten, sollten Sie die Mondphasen im Blick behalten, denn diese sind für Intensität und Wirkung der Edelsteine maßgeblich. In der Zeit des Vollmondes werden Edelsteine am stärksten aufgeladen und das Mondlicht eignet sich besonders gut für Energie spendende Heilsteine. Bei zunehmendem Mond hat das Mondlicht großen Einfluss auf Edelsteine, die Energien aktivieren und verstärken sollen. Das Licht des abnehmenden Mondes kann für Edelsteine genutzt werden, die Beschwerden lindern oder negative Energien verringern sollen. Auch hier können Sie den Edelstein über Nacht auf ein sauberes Tuch in das Mondlicht legen. Achten Sie, wie beim Sonnenlicht, auf den direkten Kontakt zum Mondlicht. Nur dann kann das Mondlicht vom Heilstein aufgenommen werden. Danach kann der Edelstein für Ihr Edelsteinwasser verwendet werden.

Bergkristall und Amethyst

Sehr beliebt und effizient ist die Aufladung von Edelsteinen mit Bergkristall oder Amethyst, wobei der Bergkristall durch seine Reinheit Energien besser verstärken kann. Allerdings wird auch er gerne zur energetischen Reinigung und Aufladung in einer Amethyst-Druse platziert. Beide Heilsteine können die Wirkung anderer Edelsteine erheblich verbessern. Rohsteine besitzen immer eine bessere Leitfähigkeit als Trommelsteine. Legen Sie deshalb rohe Bergkristalle in eine Schale und platzieren Sie den zu ladenden Edelstein über Nacht darin. Am nächsten Morgen ist der Stein einsatzbereit. Bei der Aufladung mit Amethyst können Sie genau so vorgehen, jedoch werden Edelsteine auf oder in einer Amethyst-Druse noch besser mit Energie geflutet. Wichtig ist immer, dass Bergkristall oder Amethyst vorher ebenfalls gereinigt und aufgeladen wurden.

AUFBEWAHRUNG DES HEILSTEINWASSERS

Wenn Sie Ihr Edelsteinwasser nicht sofort konsumieren möchten, müssen Sie auf eine korrekte Lagerung des Wassers achten. **Allzu lange sollten Sie das Edelsteinwasser jedoch nicht lagern, da es sonst dazu neigt, Fremdinformationen aus der Umwelt anzunehmen.** Ein bis zwei Tage sind noch im Rahmen, danach sollte das Wasser aber aufgebraucht werden. Der Aufbewahrungsort spielt ebenfalls eine sehr wichtige Rolle. Das Wasser sollte in keiner Umgebung gelagert werden, die von Elektrosmog belastet ist. Eine neutrale Umgebung beeinflusst die Schwingungen des Wassers weniger, als wenn das Wasser sich in direkter Nähe zu WLAN, Handy und weiteren Geräten befindet. Lagern Sie Ihr Edelsteinwasser daher in einer kühlen und dunklen Umgebung.

Zur Aufbewahrung eignen sich Glasbehälter mit Deckel, damit keine Staubpartikel oder sonstige Verunreinigungen in das Wasser gelangen können. In einer offenen Glaskanne sollte das Edelsteinwasser innerhalb eines Tages aufgebraucht werden. Möchten Sie das Edelsteinwasser länger als zwei Tage lagern, empfehle ich Ihnen, dunkelviolette Flaschen zu nutzen, da diese äußere Einflüsse abhalten können.

Edelsteinwasser im Alltag

Edelsteinwasser können Sie perfekt in Ihre täglichen Routinen integrieren. Weil dieses hochenergetische Wasser sowieso regelmäßig getrunken werden sollte, damit sich die Wirkung auch gut entfalten kann, sind kleine Rituale besonders hilfreich. Probieren Sie deshalb aus, wie das Edelsteinwasser für Sie am besten zu praktizieren ist. Auch in Bezug auf die Edelsteinmischungen müssen Sie selbst herausfinden, was Ihnen guttut. Sanfte Grundmischungen sind für den Anfang gut geeignet und belasten Ihren Organismus nicht. Auch können Sie mit einzelnen Edelsteinen beginnen und sich schrittweise bestimmten Steinmischungen annähern. Ihr Empfinden allein ist ausschlaggebend dafür, wann Sie Ihr Edelsteinwasser trinken möchten und welche Edelsteinmischungen förderlich sind. Nachfolgend habe ich Ihnen grundlegende Mischungen und Rituale zusammengestellt, die Sie gerne übernehmen können. Natürlich können Sie diese nach Belieben an Ihre Bedürfnisse anpassen. Diese Grundrezepte für Edelsteinmischungen sollen Sie in Ihrem Alltag unterstützen und dazu dienen, die volle Kraft der Edelsteine möglichst effektiv zu nutzen.

RISE & SHINE: ENERGETISIERUNGSRITUAL AM MORGEN

Gleich nach dem Aufstehen benötigen Sie Energie und möchten natürlich gut gelaunt in den Tag starten. Mit dem passenden Ritual und den richtigen Heilsteinen können Sie vitalisierendes Edelsteinwasser herstellen, welches Ihren Körper und Geist belebt. Wenn Sie morgens ein Glas Wasser zu sich nehmen, wird automatisch der gesamte Stoffwechsel angeregt und Ihr Körper kommt auf Touren. Trinken Sie dann statt einfaches Leitungswasser „belebtes" Wasser, so wird nicht nur Ihr Flüssigkeitshaushalt aufgefüllt, sondern auch Ihre Lebenskraft aktiviert. Zusätzlich werden Sie mit Mineralien versorgt, die sich positiv auf Ihre Körperfunktionen und somit auf Ihr Wohlergehen auswirken. Das lässt Sie voller Kraft einen neuen Tag beginnen.

Passende Edelsteine/Edelsteinmischungen:

Aquamarin, Bergkristall und Sodalith

- Diese Edelsteinmischung weckt Ihren Geist und lässt Sie klarer sehen. Sie fühlen sich motiviert und Ihr Körper wird sanft auf den Tag vorbereitet.

Anwendung:

Sie können die Heilsteine einzeln verwenden oder aber auch miteinander kombinieren. Trinken Sie jeden Morgen ein Glas Ihrer Edelsteinmischung. Am besten sollte dies auf nüchternen Magen geschehen, damit sich die Energien und Mineralien ungestört in Ihrem Körper entfalten können. Wichtig ist, dass Sie das Edelsteinwasser für jeden Morgen frisch zubereiten. Dafür eignet sich der Vorabend besonders gut. Warten Sie dann mindestens eine halbe Stunde, bis Sie feste Nahrung zu sich nehmen. So stellen Sie sicher, dass Ihr Edelsteinwasser gut vom Körper verarbeitet wird.

FOKUS & KONZENTRATION

Steht Ihnen ein besonderes Ereignis bevor oder müssen Sie eine wichtige Leistung erbringen, brauchen Sie die nötige Konzentrationsfähigkeit. Sei es eine Prüfung, eine Präsentation oder der normale Arbeitsalltag, wenn es darauf ankommt, muss unser Körper auf Hochtouren laufen. Doch leider ist unsere Konzentrationsfähigkeit endlich. Egal, wie sehr Sie sich anstrengen, irgendwann lässt Ihr Fokus nach und Sie brauchen eine Pause. Mithilfe der richtigen Edelsteinmischung können Sie Ihrem Kopf Klarheit verschaffen, Ihren Körper auf schwierige Situationen vorbereiten und Ihren Alltag besser meistern. Fluorit, auch bekannt als „Lernstein“, wird Ihnen in Kombination mit dem Bergkristall und dem Amethyst Klarheit verschaffen. Heliotrop hält unangenehme Einflüsse fern und hilft Ihnen, sich nicht ablenken zu lassen, damit Sie konzentriert arbeiten können.

Passende Edelsteine/Edelsteinmischungen:

Bergkristall, Heliotrop, Amethyst, Fluorit (grün)

- Diese Mischung fördert die Konzentrationsfähigkeit und aktiviert Ihren Körper. Sie lindert Müdigkeit und unterstützt Ihr Denkvermögen.

Anwendung:

Sie können diese Edelsteinmischung mit zur Arbeit nehmen oder vor wichtigen Ereignissen zu sich nehmen. Alternativ können Sie die Edelsteine auch auf Ihren Schreibtisch stellen. Somit verteilen sich positive Schwingungen im Raum, die das fokussierte Arbeiten fördern.

INNERE RUHE & GELASSENHEIT

Fühlen Sie sich öfter gestresst und wollen Sie Ihr inneres Gleichgewicht wiederfinden? Da sind Sie nicht allein. Jeder vierte in Deutschland ist gestresst – und die Zahlen steigen jährlich. Stress gehört im Leben leider dazu und man kann ihn nicht vollkommen umgehen. Nimmt der Stress jedoch überhand, befindet man sich schnell in einem Teufelskreis und ein Burnout steht bevor. Dementsprechend sollten Sie Stress nicht unterschätzen und handeln, sobald Sie merken, dass Sie keine innere Ruhe und Gelassenheit finden können und ständig in Alarmbereitschaft sind. Stress kann zu Schlafstörungen, Konzentrationsschwäche, Erschöpfung oder Depressionen führen. Zögern Sie nicht, wenn Sie durch Stress an psychischen Belastungen leiden, sondern suchen Sie sich Hilfe bei Ihrem Lebenspartner oder Ihrer Lebenspartnerin, Freunden und Familie oder bei einem Psychologen. Edelsteinwasser kann Sie außerdem dabei unterstützen, Ruhe zu finden und zu entspannen.

Passende Edelsteine/Edelsteinmischungen:

Rosenquarz, Amethyst und Aventurin

• Diese Edelsteinmischung lindert Ihren Stress und sorgt für ein inneres Gleichgewicht. Sie fühlen sich gelassen und entspannt.

Anwendung:

Damit Sie die heilenden Kräfte dieser Edelsteinmischung spüren, sollten Sie auf die richtige Mischung achten. Fangen Sie mit einer sanften Mischung an und hören Sie auf die Signale, die Ihr Körper Ihnen sendet. Passen Sie die Intensität auf Ihre Bedürfnisse an. Obwohl Rosenquarz, Amethyst und Aventurin bekannt für Ruhe, Gleichgewicht und Entspannung sind, kann eine zu starke Dosierung auch zu einer Aktivierung Ihres Körpers führen. Starten Sie somit langsam und tasten Sie sich an die richtige und individuelle Mischung heran. Nehmen Sie sich Zeit, schließen Sie die Augen und machen Sie eine Atemübung, während Sie das Edelsteinwasser in Ruhe trinken.

DEN TAG VERABSCHIEDEN

Es ist ebenso wichtig, den Tag mit einem Ritual zu verabschieden, sodass Sie gelassen einschlafen können und mit neuer Energie am nächsten Tag aufwachen. Wenn Sie Ihre Erlebnisse am Abend reflektieren und mit Ihrem Tag erfolgreich abschließen, werden Sie leichter in den Schlaf finden. Möchten Sie das Gedankenkarussell stoppen, welches Sie jeden Abend begleitet, sollten Sie lernen, wie Sie zu sich selbst finden und Ihre innere Ruhe wieder zum Vorschein kommt. Schaffen Sie ein Ritual, welches den Tag für Sie abschließt, damit Sie wohl und gelassen einschlafen und endlich abschalten können. Dabei sollte Edelsteinwasser in Ihrer Abendroutine nicht fehlen. Die perfekte Mischung kann Ihnen helfen, bewusst zur Entspannung zu kommen, um den Tag zu verarbeiten und Ihren Körper auf die Schlafphase vorzubereiten.

Passende Edelsteine/Edelsteinmischungen:

Orangencalcit, Amethyst, Rosenquarz, Fluorit

- Diese Mischung lässt Ihren Körper und Geist zur Ruhe kommen und sorgt für die nötige innere Gelassenheit sowie für einen erholsamen Schlaf.

Anwendung:

Trinken Sie ein Glas mit Edelsteinwasser, um den Tag in Ruhe abzuschließen. Sie können sich dafür bewusst Zeit nehmen und über Ihren Tag nachdenken. Sie sollten das Edelsteinwasser allerdings nicht zu spät zu sich nehmen, damit Ihr Schlaf nicht durch Harndrang gestört wird. Nehmen Sie gerne ein heißes Bad, dann eignet sich ein Heilbad am Abend besonders gut und bereitet Ihren Körper sanft auf die Nacht vor. Mischen Sie Ihr Edelsteinwasser behutsam. Nutzen Sie keine Edelsteinmischungen, die Ihren Körper aktivieren.

Frauengesundheit

IM EINKLANG MIT INNEREN & ÄUẞEREN ZYKLEN

Bauchschmerzen, Rückenschmerzen, Stimmungsschwankungen und Übelkeit – viele Frauen sind monatlich davon betroffen. Der Zyklus der Frau kann viele Beschwerden mit sich bringen und den Alltag einmal heftig umkrempeln. Am liebsten würden Sie den ganzen Tag mit einer Wärmflasche im Bett liegen, anstatt auf die Arbeit zu gehen. Ihr Körper sehnt sich nach Süßigkeiten und Schlaf. Doch Sie müssen jeden Tag aufs Neue für mehrere Stunden Höchstleistungen erbringen – egal, ob mit oder ohne Menstruationsbeschwerden.

Für eine lange Zeit war der weibliche Zyklus ein absolutes Tabuthema in der Gesellschaft. Auch heute ist die monatliche Blutung teilweise noch mit Scham und negativen Assoziationen verbunden, obwohl es etwas ganz Natürliches ist. Dabei wird die Periode nicht nur von inneren Vorgängen gesteuert, sondern auch von äußeren Einflüssen bewegt. Die Umwelt, Lebensumstände und alltägliche Herausforderungen beeinflussen die Stärke Ihrer Menstruationsbeschwerden. Der Zyklus bei Frauen ist schließlich nicht ohne Grund unterschiedlich ausgeprägt und höchst individuell. Während manche Frauen wenig Beschwerden haben, kann der monatliche Zyklus andere Frauen einmal komplett aus der Bahn werfen. Manche Frauen haben eine starke Blutung, während andere Frauen wiederum eher wenig davon betroffen sind. Ebenso kann die Länge der Periode von Frau zu Frau unterschiedlich sein.

Die meisten Frauen denken, dass sie dem Zyklus einfach ausgesetzt sind, und lassen ihn jeden Monat über sich ergehen. Abhilfe verschafft in den meisten Fällen ein Schmerzmittel. Für manche Frauen können Heilpflanzen, Bewegung, Wärme oder Hormonpräparate die Schmerzen lindern und einen normalen Alltag ermöglichen. Demzufolge erkennen viele Frauen nicht, dass sie die Zeit der Menstruation auch positiv nutzen können. Sie können ihr Potential entfalten, indem sie den monatlichen Zyklus als Chance akzeptieren, dem Körper eine Pause zu schenken, zur Ruhe zu kommen und auf die Gesundheit zu achten. Leiden Sie unter Menstruationsbeschwerden oder möchten Sie Ihre Stimmung und Energie während der Periode in Schwung bringen? Möchten Sie mit Ihren inneren und äußeren Zyklen wieder im Einklang leben?

Edelsteine und Edelsteinwasser dienen wunderbar zur ganzheitlichen Unterstützung Ihrer Zyklusgesundheit. Für jede Phase des weiblichen Zyklus gibt es passende Edelsteine, die für innere Ruhe und Gelassenheit sorgen und Ihre weiblichen Kräfte wieder hervorbringen. Im Folgenden lernen Sie, wie Sie den weiblichen Zyklus aus einer neuen Perspektive sehen können und inwiefern die Anziehungskräfte des Mondes einen Einfluss auf die Menstruation haben. Außerdem präsentiere ich Ihnen, welche Edelsteine Ihr Potential unterstützen können. Bei starken Menstruationsbeschwerden ersetzen Edelsteine jedoch keinen Arztbesuch. Suchen Sie eine Frauenärztin oder einen Frauenarzt auf, sollten Sie an schlimmen Beschwerden leiden.

LEBEN IN ZYKLEN: DIE KRAFT DES MONDES

Der Mond fasziniert seit jeher die Menschheit. Ungefähr 384.400 Kilometer entfernt umkreist der Erdtrabant unseren Planeten und bringt die Menschen durch Naturspektakel zum Erstaunen. Vielleicht durften Sie auch schon mal eine Mond- oder Sonnenfinsternis erleben oder die Gezeiten an der Nordsee beobachten, die durch die Anziehungskraft des Mondes bestimmt werden. Viele Menschen sind davon überzeugt, dass der Mond einen großen Einfluss auf unser Leben hat.

Insbesondere der Mondphasenzyklus, welcher knapp 30 Tage dauert, kann einen besonderen Effekt auf Sie haben. So klagen einige Menschen, dass sie vor oder während des Vollmonds nicht gut schlafen können. Betroffene berichten von kurzen Nächten und intensiven, lebendigen Träumen.

Zudem können die Mondphasen den weiblichen Zyklus beeinflussen. Dieser scheint sich bei manchen Frauen mit dem Zyklus des Mondes zu ähneln. Viele Frauen schildern, dass sie die Kraft und den Einfluss der Mondphasen sogar spüren. Die Mondphasen werden üblich in vier Hauptphasen eingeteilt:

Neumond,
zunehmender Mond,
Vollmond und
abnehmender Mond.

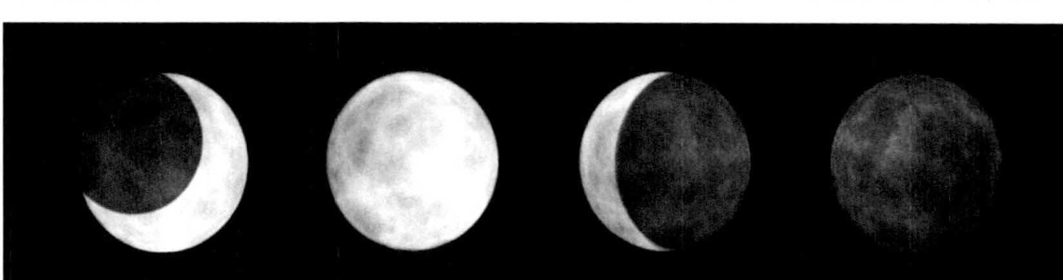

Dieser Ablauf entspricht in etwa dem Zyklus der Frau, welcher ebenfalls in vier Phasen eingeteilt wird:

die Menstruationsphase,
die Follikelphase,
der Eisprung (oder Ovulation) und
die Lutealphase.

- **Neumond:** Menstruationsblutung und Reinigung (Abstoßung der Gebärmutterschleimhaut)

- **Zunehmender Mond:** Follikelphase (Aufbau der Gebärmutterschleimhaut)

- **Vollmond:** Ovulation

- **Abnehmender Mond:** Lutealphase (Vorbereitung der Gebärmutterschleimhaut auf die Einnistung)

Der Neumond stünde somit für den Anfang des weiblichen Zyklus, der Menstruation und Reinigung. Der zunehmende Mond repräsentiert die Follikelphase, während der Vollmond den Eisprung symbolisiert. Die Lutealphase, die Zeit zwischen Eisprung und Menstruation, ähnelt der vierten Phase des Mondzyklus, dem abnehmenden Mond. Wie Sie sehen, stehen der Mondzyklus und der weibliche Zyklus in einer engen Verbindung miteinander.

Edelsteine und die Mondphasen

Das Verhältnis zwischen Mond und Edelsteinen liegt ebenfalls sehr nah. Einige Edelsteine werden in der Nacht durch das Licht und die Kraft des zunehmenden Mondes aufgeladen. Mithilfe von Routinen können Mondphasen Ihnen helfen, auf Ihren Körper und Ihr Wohlbefinden zu achten, wie Sie nachfolgend erfahren werden. Die aktuelle Mondphase können Sie hierfür in einem Mondkalender nachschauen.

Neumond

Der Neumond ist der Tiefpunkt der Energien. Er ist ein Zeichen für Neubeginn, um das Alte loszulassen und nach vorne zu blicken. Hören Sie auf Ihre innere Stimme, sammeln Sie neue Ideen und überlegen Sie sich neue Pläne. Schreiben Sie eine Liste mit alten Dingen, die Sie loswerden möchten. Sie können es sich dabei gemütlich machen und beispielsweise als Ritual eine Kerze anzünden. Reflektieren Sie Ihre alten Gewohnheiten. Alte Dinge sind nicht per se schlecht. Nehmen Sie die guten Erlebnisse und Erkenntnisse des letzten Mondzyklus mit, aber lassen Sie Raum für neue Projekte.

Der Edelstein Peridot eignet sich besonders gut für diese Phase. Er erleichtert den Neuanfang und steht für den Blick nach vorne. Peridot schenkt Hoffnung und hilft Ihnen, Ihre Vergangenheit ruhen zu lassen. Verwenden Sie Peridot auf dem Herzchakra, indem Sie ihn als Halskette tragen. Edelsteinwasser mit Peridot schenkt Ihnen die nötige Selbsterkenntnis, mit der Sie alte Dinge loslassen können, die Ihnen nicht guttun.

Zunehmender Mond

Der zunehmende Mond ist ein Symbol für das Wachstum und den Aufbau. Genau wie der Mond fangen auch Sie an, zu wachsen. Sie sammeln neue Energie, damit Sie Ihre Pläne verwirklichen können. Setzen Sie Ihre Intentionen in Aktionen um und lösen Sie sich von jeglichen Selbstzweifeln. Nehmen Sie Herausforderungen an und stärken Sie Ihr Selbstbewusstsein. Die Phase des zunehmenden Mondes eignet sich außerdem für körperliche Arbeit. Lange und ausgiebige Spaziergänge befreien Ihren Kopf und schaffen Klarheit für Ihre Visionen. Nutzen Sie diese energetisierende und motivierende Phase und tun Sie Ihrer Gesundheit und Ihrem Immunsystem mithilfe von Workouts und Yoga etwas Gutes.

Ein passender Edelstein für diese Zeit ist Hämatit. Er ist ein bekannter Energiespender und verbessert Ihre Durchblutung. Er fördert Ihre Lebenskraft und sorgt dafür, dass Sie sich stets nach dem Erfolg orientieren. Hämatit verbessert Ihre Lebensqualität. Legen Sie ihn auf Ihr Wurzelchakra oder nutzen Sie ihn als Begleiter für Meditationen. Hämatit hat eine schädliche Wirkung im Wasser. Er darf somit nicht als Edelsteinwasser verwendet werden!

Vollmond

Der Vollmond steht für den Höhepunkt der Energie. Er ist Zeichen für die Dankbarkeit. Sie befinden sich in Ihrer vollen Blüte. Sie sprudeln vor Energie und Aktivität und streben nach intimen, zwischenmenschlichen Interaktionen. Sie sind bereit für tiefe Gespräche, da es Ihnen leichter fällt, sich auszudrücken und Empathie zu zeigen. Viele Menschen klagen, dass Sie bei Vollmond nicht gut schlafen können und unruhige Träume haben. Grund dafür kann das helle Licht in der Nacht sein, aber auch die aufgeweckte Stimmung und der Überschuss an Energie sorgen in der Zeit des Vollmondes nicht gerade für Ruhephasen. Daher sollten Sie dennoch darauf achten, dass Sie die Vollmondphase gelassen überstehen. Dafür sollten Sie genügend Ritualen nachgehen, die einen Ausgleich gegenüber der sprühenden Energie darstellen.

Amethyst ist ein beliebter Edelstein im Einsatz gegen Alpträume und unruhigen Schlaf. Er wirkt besänftigend und verschafft Klarheit. Sie können Amethyst unter Ihr Kissen legen oder als Kette tragen. Ein heißes Bad mit etwas Amethystwasser kann Ihnen auch ein wenig Auszeit verschaffen. Sie dürfen das Edelsteinwasser mit Amethyst auch trinken.

Ein weiteres Ritual während des Vollmondes ist das Mondbaden. Setzen Sie sich nach draußen und spüren Sie, wie das Licht des Mondes sich auf Ihrem Körper verteilt und Sie innerlich mit Wärme versorgt. In den kalten Wintermonaten können Sie ein Fenster öffnen und von dort aus das Ritual fortsetzen. Zünden Sie eine Kerze an, halten Sie Ihren Edelstein in der Hand und machen Sie es sich gemütlich. Sie können sich dabei auch die Zeit nehmen, das Erlebte in ein Mondtagebuch zu schreiben und loszulassen.

Abnehmender Mond

Während der letzten Phase im Mondzyklus nehmen Ihre Kräfte langsam ab. Schließen Sie Ihre Pläne ab, die Sie sich zu Beginn des Mondzyklus gesetzt haben, und erledigen Sie noch offene Angelegenheiten. Nutzen Sie die restliche Zeit, um sich körperlich und mental zu erholen. Reflektieren Sie den Mondzyklus und überprüfen Sie, was Sie vielleicht an der Vollendung Ihrer Pläne gehindert hat. Schreiben Sie auf, welche Dinge Sie loslassen möchten, und behalten Sie den Zettel für den nächsten Neumond, damit Sie ihn dann verbrennen können. Schauen Sie nach vorne und bereiten Sie sich auf den nächsten Mondzyklus vor. Beruhigen Sie Ihr Hormonsystem und Ihre Nerven, indem Sie viel Selbstfürsorge betreiben. Viele Frauen berichten in dieser Phase auch von Stimmungsschwankungen, Erschöpfung und Heißhunger. Betreiben Sie Meditationen, gönnen Sie sich eine Massage und achten Sie auf Ihre Ernährung. Trinken Sie möglichst viel Wasser, gerne auch in Kombination mit Edelsteinen, die Ihnen Kraft schenken.
Dumortierit kann Ihnen während dieser Phase eine echte Abhilfe verschaffen. Er bringt neuen Mut, Positivität und Zuversicht in Ihr Leben. Diese Eigenschaften brauchen Sie, damit Sie mit einer positiven Einstellung in den nächsten Mondzyklus gehen können.

Vielleicht haben Sie Ihre Ziele nicht erreicht und sind nun enttäuscht. Sie sollten sich deswegen keine Sorgen machen. Es ist normal, dass Sie manchmal nicht die ausreichende Kraft zur Vollendung von Plänen haben. Nehmen Sie diese Erkenntnis mit in die nächste Mondphase und lassen Sie sich nicht unterkriegen.

WEIBLICHER RHYTHMUS: LEBEN & VERGEHEN

In unserer heutigen, westlichen Gesellschaft wird der weibliche Zyklus meist einfach so hingenommen. Menstruation ist etwas, das eine Frau jeden Monat durchstehen muss – nicht mehr und nicht weniger. Das Thema wird kurz im Schulunterricht durchgenommen und dann soll die Angelegenheit erledigt sein. Doch der weibliche Rhythmus ist viel mehr als Unterrichtsstoff, den man durchkauen musste. Es ist ein Indiz für die eigene Gesundheit. Die komplex aufeinander abgestimmten Hormone spielen eine große Rolle bei der Steuerung des weiblichen Zyklus. Ist der Hormonhaushalt gestört, wirkt sich diese Störung auch auf die Periode aus. Unregelmäßige Blutungen, extreme Menstruationsbeschwerden oder das Ausbleiben der Periode sind Alarmzeichen dafür, dass etwas im Hormonsystem nicht stimmt.

Die Ignoranz dieser Thematik sorgte jahrzehntelang für ein Schamgefühl unter Frauen der westlichen Gesellschaft. Wussten Sie, dass die monatliche Blutung einst heiliggesprochen wurde? In den Jahren vor Christus wurde die Menstruation in einer hohen weiblichen Kultur geehrt. Wandmalereien deuten auf den besonderen Stellenwert und die Kraft des weiblichen Zyklus hin. Wie Sie sehen, sind viele Dinge im Leben abhängig von Perspektiven, gesellschaftlichen Normen und Traditionen. Neue Perspektiven helfen uns, im Leben voranzukommen, aus Fehlern zu lernen und eine bessere Lebensqualität zu schaffen. Versuchen Sie, mithilfe dieses Kapitels den weiblichen Zyklus aus einem anderen Blickwinkel zu betrachten. Vielleicht wird es Ihnen helfen, Ihren eigenen Rhythmus zu finden, damit Ihre inneren und äußeren Zyklen in Harmonie zueinanderstehen.

Traditionelle chinesische Medizin

Die traditionelle chinesische Medizin, kurz TCM, unterteilt den weiblichen Zyklus in vier Phasen, die durch Yin und Yang in Wechselwirkung zueinanderstehen.

> Vielleicht haben Sie schon einmal das berühmte Symbol von Yin und Yang gesehen. Es handelt sich um einen Kreis mit einem weißen und schwarzen s-förmigen Feld. Im weißen Feld (Yang) befindet sich ein kleiner schwarzer Punkt, während im schwarzen Feld (Yin) ein weißer Punkt zu sehen ist. Die Gegenüberstellung der Farben Schwarz und Weiß symbolisieren die entgegengesetzte Energie von Yin und Yang. Yin und Yang sind Kräfte, die trotz Ihrer Gegensätzlichkeit im Einklang miteinander stehen und harmonieren. Sie ziehen sich gegenseitig an und stehen in einem inneren Gleichgewicht zueinander. Diese Wechselseitigkeit wird in der traditionellen chinesischen Medizin nicht nur auf Ebbe und Flut oder Tag und Nacht bezogen, sondern durchaus auch auf die Rhythmen des weiblichen Zyklus. Dabei gehen Yin und Yang in den vier Phasen der Menstruation ineinander über. Steht das Yang am Höhepunkt seiner Kräfte, wird es zu einem kleinen Yin, welches anfängt, zu wachsen, und umgekehrt.

Wachsendes Yin: Menstruationsblutung

Die Menstruation verläuft zunächst mit einem wachsenden Yin. Das Yin ist eine innere Kraft und ein Symbol für Regeneration.

Yin-Höhepunkt – Übergang Yang: Ovulation

Während des Eisprungs ist der Höhepunkt von Yin erreicht und es geht über in Yang. Yang steht für eine nach außen gerichtete Kraft, die viel Aktivität beansprucht.

Wachsendes Yang – Yang Höhepunkt: Lutealphase / Beginn der Periode

Yang wächst in der Phase vor der nächsten Periode und befindet sich am Anfang der Periode an seinem Höhepunkt, bis es anschließend in ein Yin vergeht und der Zyklus von vorne beginnt.

Viele Frauen richten sich nach diesem Rhythmus. Sie nutzen die Kräfte von Yin und Yang und fühlen sich ausgeglichen. Die Menstruation (Yin-Phase) wird als Zeit der Selbstfindung und Ruhe genutzt, während die Yang-Phase Energie für Bewegung, Ziele und Aktivitäten spendet. Der Zyklus ist ein natürliches Phänomen, welches im ständigen Rhythmus und Wandel steht. Die TCM stellt hier Bezüge zum alltäglichen Leben, das ebenfalls aus Rhythmen, Zyklen und Wandel besteht.

Die Shiatsu-Behandlung

Die Shiatsu-Behandlung ist eine Massagetechnik der traditionellen chinesischen Medizin, dabei spielen die Lebensenergie Qi und die Energiebahnen bzw. Meridiane eine große Rolle bei der Behandlung. Sind so zum Beispiel Menstruationsbeschwerden vorhanden, wird das in der TCM zurückgeführt auf Blockaden oder Störungen innerhalb der Energiebahnen bzw. der Lebensenergie. Dabei werden Menstruationsbeschwerden ganzheitlich betrachtet, das heißt, sowohl die physische als auch die psychische Gesundheit werden als Ursache für Störungen im Zyklus gesehen. Um diese zu lösen, werden vor einer Shiatsu-Behandlung zunächst die Beschwerden ärztlich abgeklärt. Liegen keine organischen Ursachen vor, wird während der Shiatsu-Behandlung das energetische Gleichgewicht physisch sowie psychisch wieder hergestellt. So werden Blockaden auf körperlicher Ebene gelöst, damit die Energie durch die Meridiane fließen kann. Auf psychischer Ebene wird die eigene Einstellung zur Periode überprüft, Stressfaktoren werden ausfindig gemacht und anderweitige Probleme werden angesprochen. Der Zyklus ist dabei abhängig von äußeren und inneren Konflikten und kann positiv durch ein Gleichgewicht beeinflusst werden.

Weiblichkeit aus einer anderen Perspektive

Die Menstruation wird häufig mit Weiblichkeit gleichgesetzt. Doch ist das heute noch richtig? Was bedeutet es, weiblich zu sein? Diese Fragen stehen heutzutage im Fokus und in der Kritik wie noch nie zuvor. Kann man Weiblichkeit überhaupt definieren? Stereotype wie hohe Schuhe, die Farbe Rosa, rote Lippen, aufgeputschte Wimpern und zärtliche Kleider werden immer mehr aufgelöst. Die Grenze zwischen Männlichkeit und Weiblichkeit verwischt ineinander. Das Motto lautet: Sei so, wie du bist. Menstruation ist keine Frauensache mehr, sondern ein rein biologischer Prozess. Das Gespräch über die Periode ist wichtig und notwendig, um das Stigma rund um das Tabuthema zu beseitigen. Doch man kann auch über die Menstruation sprechen, ohne Menschen auszuschließen oder zu diskriminieren. Es ist bedeutsam, zu wissen, dass man nicht dem Stereotyp Frau entsprechen muss, um im Einklang mit sich selbst zu sein. Das Leben und so auch unsere Gesellschaft stehen in einem stetigen Wandel. Möchten Sie Ihre Zyklusgesundheit unterstützen, bedeutet dies häufig auch eine tiefe, innere Reise zu sich selbst. Fragen nach der eigenen Weiblichkeit kommen auf und beschäftigen uns. Auf dem Weg zur Selbstfindung fühlt man sich häufig von der Gesellschaft und ihren Erwartungen unter Druck gesetzt. Das kann dazu führen, dass Sie sich noch weiter von Ihrer Seele entfernen und Sie schließlich unzufrieden mit sich selbst und Ihrem Körper sind. Ich möchte Ihnen diesen Druck nehmen und Sie dazu ermutigen, trotz gesellschaftlicher Normen Ihre innere Stimme zu finden. Sie müssen nicht Ihre Weiblichkeit gewinnen oder Ihre weiblichen Kräfte entfalten, um mit Ihrem Zyklus im Einklang zu stehen. Für viele Frauen ist dieser Prozess wichtig, um die eigene Stärke zu finden. Genauso ist es in Ordnung, wenn dieser Weg Ihnen nicht hilft. Es ist viel wichtiger, mit sich selbst im Reinen zu sein, in einer engen Verbindung mit der eigenen Seele zu stehen und die eigene, individuelle Persönlichkeit zum Ausdruck zu bringen. Sobald Sie zufrieden mit sich selbst sind – egal, mit welchem sozialen Geschlecht Sie sich nun definieren –, kann sich dies auch positiv auf Ihre Menstruation und Ihre gesamte physische und psychische Gesundheit auswirken.

ZYKLUSGESUNDHEIT GANZHEITLICH UNTERSTÜTZEN

Der monatliche Zyklus wird, wie bereits erwähnt, in vier Phasen eingeteilt. Für jede Phase gibt es geeignete Edelsteine, die auf Ihr Befinden und Ihre Bedürfnisse abgestimmt sind. Heilsteine helfen Ihnen, Ihre Zyklusgesundheit wieder ins Gleichgewicht zu bekommen, um im Einklang mit Ihrer biologischen Weiblichkeit zu leben. Sie können die Edelsteine gezielt auf Ihrem Körper anwenden, als Armband oder Halskette tragen oder in Form von Edelsteinwasser trinken. Die Edelsteine entfalten Ihre Wirkung auch, wenn sie im Raum liegen oder sich bei Ihnen in der Nähe befinden. Edelsteine allein werden Ihnen allerdings nicht die ausreichende Abhilfe verschaffen. Spaziergänge, Meditationen und leichter Sport mobilisieren Ihren Körper und beugen Krämpfen hervor. Gehen Sie mindestens dreimal in der Woche je 20-30 Minuten lang spazieren. Sportarten, die den Energiefluss im Körper positiv beeinflussen, helfen bei der Linderung von Schmerzen. Sportliche Aktivitäten wie Schwimmen, Joggen und Yoga lockern die Muskeln.

Ebenso wichtig ist eine gute und gesunde Ernährung. Setzen Sie Ihren Fokus auf Nüsse, Vollkornbrot oder Fisch, was viel Magnesium und Eisen enthält. Sie können auch bestimmte Teesorten gegen Menstruationsbeschwerden verwenden oder auf Heilpflanzen zurückgreifen, um Ihre Schmerzen zu lindern. Ingwer, Johanniskraut, Beifuß, Thymian, Mönchspfeffer und Frauenmantel sind geeignete Heilpflanzen zur Bekämpfung von Regelschmerzen. Am besten klären Sie die Anwendung von Heilpflanzen vorher mit einem Heilpraktiker ab, damit Sie gezielt Ihre Beschwerden behandeln können. In diesem Kapitel erhalten Sie eine Auflistung der Edelsteine, mit denen Sie gestärkt die vier Zyklusphasen durchstehen können.

Beispiel-Übungen: Yoga

Asana: Drache

Der Drache ist eine klassische Haltung des Yin Yogas, die normalerweise für etwa drei bis fünf Minuten lang gehalten wird.

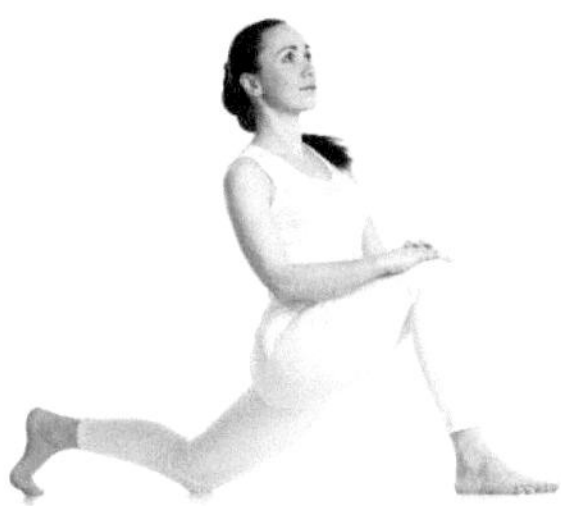

Durchführung:

Dafür kommen Sie zu Beginn der Übung in einen Vierfüßlerstand und positionieren einen beliebigen Fuß vorne zwischen Ihren beiden Händen. Ihr hinteres Knie heben Sie nun etwas an, bringen es ein kleines Stück weiter nach hinten und legen anschließend Ihren Fußspann bequem auf dem Boden ab. Legen Sie Ihre Hände auf Ihren Knien ab und richten Sie sich auf. Ihr Becken fließt dabei so weit nach vorne und unten, bis Sie in der vorderen Seite Ihres hinteren Oberschenkels eine leichte Stimulation spüren können. Anschließend können Sie sich über den Druck Ihrer Hände langsam aufrichten und Ihren Fokus auf Ihren Hüftbeuger richten. In dieser Haltung verweilen Sie nun für etwa drei Minuten. Versuchen Sie dabei, mit jedem Atemzug weiter in diese entspannte Haltung zu sinken. Zum Schluss bringen Sie Ihre Hände langsam zum Boden sowie Ihren vorderen Fuß wieder in die Ausgangsposition. Wenn Sie so weit sind, wechseln Sie die Seite.

Tipp: Gerne können Sie ein dünnes Kissen oder ein Handtuch als Hilfsmittel nutzen und unter Ihr Knie legen, um den Druck auf Ihrem Knie zu reduzieren und leichter entspannen zu können.

Asana: Sphinx

Das Sphinx-Asana dehnt die gesamte vordere Seite des Körpers und kräftigt sowohl Rücken als auch Po.

Durchführung:

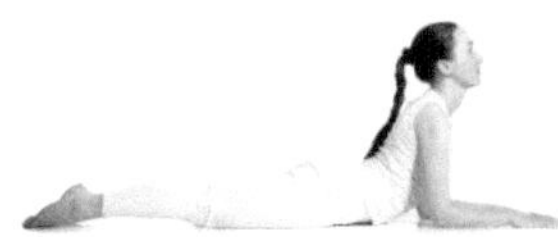

Kommen Sie zu Beginn der Übung in Bauchlage und positionieren Sie Ihre Ellbogen unterhalb Ihrer Schultern. Ihre Unterarme sind dabei auf dem Boden nach vorne ausgerichtet. Schließen Sie Ihre Beine und schieben Sie Ihr Schambein in den Boden. Anschließend richten Sie Ihren Oberkörper mit der nächsten Einatmung langsam und kontrolliert auf und halten diese Position für einige Atemzüge. Mit dem nächsten Ausatmen legen Sie Ihren Oberkörper nun wieder langsam ab und entspannen in der Bauchlage.

Asana: Schmelzendes Herz

Die sanfte Rückenbeuge nimmt direkten Einfluss auf die Intensität der Öffnung des Herzens und regt dabei nicht nur die Durchblutung an, sondern öffnet auch den Schultergürtel, die Hüfte und weitet die Brust.

Durchführung:

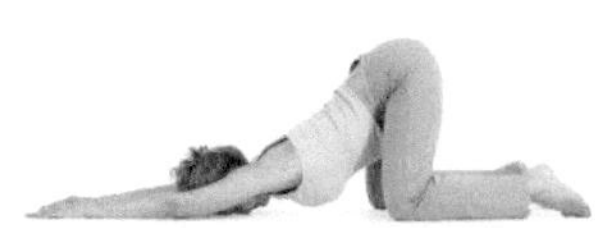

Starten Sie erneut im Vierfüßlerstand und wandern Sie anschließend rund eine Unterarmlänge mit Ihren Händen nach vorne. Mit dem nächsten Ausatmen ziehen Sie Ihr Becken zurück über Ihre Knie und senken währenddessen Ihren Oberkörper ab, wobei Ihr Herz zum Boden sinkt. Ihr Kinn bzw. Ihre Stirn können Sie einfach ablegen, wobei Ihre Ellbogen den Boden jedoch nicht berühren. Mit jeder neuen Ausatmung drücken Sie Ihre Hände ein Stück weiter in den Boden und schieben Ihr Herz etwas näher in die Richtung des Bodens. Ihren Brustkorb bringen Sie so weit wie möglich nach unten. Sie sollten jedoch darauf achten, dass Ihr Gesäß parallel zu Ihren Knien bleibt. Nun atmen Sie tief ein und halten diese Position für etwa drei Minuten. Anschließend bringen Sie Ihr Gesäß langsam und kontrolliert auf Ihre Fersen und lösen das Asana auf.

Die Menstruation

Der erste Tag der Periode ist der Anfang des weiblichen Zyklus. Diese Phase wird auch als „innerer Winter“ bezeichnet und dauert ca. 1-7 Tage. Zuvor wurde die Gebärmutterschleimhaut für das Einnisten der befruchteten Eizelle aufgebaut. Nun wird die Schleimhaut abgestoßen und es kommt zur Regelblutung. Da die Verbindung zwischen der linken und rechten Gehirnhälfte in dieser Phase besonders ausgeprägt ist, fühlen sich viele Frauen erschöpft und sehnen sich nach Schlaf und Ruhe. Am liebsten möchten Sie sich zurückziehen. Sehen Sie diese Phase als Möglichkeit, in Ihr Inneres zu blicken und sich mit Ihren Gefühlen auseinanderzusetzen. Lesen Sie ein Buch oder machen Sie einen kurzen Spaziergang, um sich zu entspannen.

Amazonit

Der Amazonit wirkt aktiv gegen Stimmungsschwankungen und löst Krämpfe und Blockaden. Er sorgt für ein inneres Gleichgewicht. Amazonit wirkt bei direktem Kontakt mit Wasser schädlich. Nutzen Sie die Reagenzglas-Methode (Siehe Kapitel Alternative Herstellungsmethoden) oder verwenden Sie diesen Edelstein nicht in Kombination mit Wasser.

Malachit

Malachit lindert Ihre Schmerzen und hilft bei Beschwerden, wie zum Beispiel Übelkeit. Malachit ist ebenfalls giftig bei der Anwendung von Edelsteinwasser und sollte nur mit der Reagenzglas-Methode verwendet werden.

Schwarzer Turmalin

Dieser Edelstein wirkt gegen Stress, negative Stimmungen und aktiviert Ihre Lebensenergie, indem Sie ihn in Richtung der Meridiane legen. So fängt Ihre Energie wieder an, zu fließen. Der schwarze Turmalin ist besonders gut für die Anwendung von Edelsteinwasser geeignet.

Rauchquarz

Rauchquarz löst Spannungen, fördert die Belastbarkeit und das Konzentrationsvermögen. Halten Sie jeweils einen Stein in beiden Händen, damit Sie die Wirkung von Rauchquarz spüren können. Er entfaltet seine Kraft ebenfalls, wenn Sie ihn als Halskette tragen oder in Form von Edelsteinwasser zu sich nehmen. Für mehr Entspannung eignen sich auch große Rauchquarze für eine Massage. Möchten Sie den erdenden Effekt von Rauchquarz fühlen, sollten Sie den Edelstein während einer Meditation anwenden.

Rosenquarz

Dieser beliebte Edelstein hilft ihnen dabei, zur Ruhe zu kommen. Er fördert den Blutkreislauf und besänftigt das Gemüt. Rosenquarz eignet sich gut zur Anwendung von Edelsteinwassermischungen, entfaltet seine Wirkung allerdings schon, wenn er im Raum aufgestellt wird.

Die Follikelphase

Diese Phase, auch „innerer Frühling“ genannt, dauert ca. zwei Wochen. Auf der Oberfläche des Eierstocks werden Follikel, kleine Bläschen mit unreifen Eizellen, gebildet. Die Gebärmutter baut mithilfe des Geschlechtshormons Östrogen eine dicke Schleimhaut auf, um sich auf eine Schwangerschaft vorzubereiten. Der innere Frühling ist eine Zeit, in der Ihre Energie zunimmt und Sie sich auf neue Ziele und Projekte stürzen möchten. Der Grund dafür liegt in der ansteigenden Ausschüttung der Hormone Dopamin und Serotonin. Sie empfinden neue Lebenskraft, Motivation und Tatendrang.

Chalcedon

Als Rednerstein fördert Chalcedon die Kommunikationsfähigkeit und steigert die Kontaktfreude. Dementsprechend ist er während der Follikelphase ein treuer Begleiter. Er kann problemlos im Wasser angewendet werden und breitet seine Wirkung als Kette auf dem Hals sehr gut aus.

Charoit

Der Charoit steht ganz für den Neuanfang und spendet Ihnen dafür eine große Portion Mut. Er beugt Stress vor und hilft Ihnen, Ordnung und Struktur im Alltag zu finden. Charoit steigert den Tatendrang und sorgt gleichzeitig dafür, dass Sie die richtigen Entscheidungen treffen und Ihre Pläne mit Entschlossenheit umsetzen können.

Regenbogenfluorit

Dieser Edelstein fördert die Konzentration und stärkt die Kreativität. Außerdem unterstützt er das Bauchgefühl. Diese Eigenschaften sind in der Follikelphase besonders hilfreich, damit Sie sich auf Ihre Ziele fokussieren können. Hier eignet sich die Anwendung von Edelsteinwasser. Trinken Sie jeden Morgen ein Glas mit Regenbogenfluorit, um konzentriert in den Tag zu starten.

Der Eisprung

Die Ovulationsphase, der „innere Sommer", ist die dritte Phase. Eine reife Eizelle wandert entlang der Eileiter zur Gebärmutter. Dabei handelt es sich um den Eisprung. Während dieser Phase ist der Körper am fruchtbarsten. Die Eizelle ist 12-14 Stunden befruchtungsfähig. Der weibliche Körper befindet sich in einer Hochphase. Dies äußert sich insbesondere durch neu errungenes Selbstbewusstsein und Selbstvertrauen. Sie gehen gerne in den Kontakt mit anderen Menschen, freuen sich auf tiefe Gespräche und fühlen sich sehr aktiv und abenteuerlustig.

Citrin

Dieser Edelstein schenkt Ihnen Lebensmut, Selbstvertrauen und Freude. Er weckt die Neugierde und Motivation, neue Dinge zu erleben. Außerdem hilft er Ihnen, sich in Gesprächen besser auszudrücken. Sie können Citrin durch Tragen oder als Edelsteinwasser anwenden.

Granat

Die Gruppe der Granate ist auf vielfältige Art und Weise anwendbar. Granat fördert den Stoffwechsel, das Körperbewusstsein und die Selbstdisziplin. Außerdem wirkt er positiv auf das Sexualleben und kann Ihnen bei einem Kinderwunsch in der Phase des Eisprungs besonders helfen.

Roter Jaspis

Der rote Jaspis sorgt für Harmonie und Wohlbefinden im Leben. Er spendet Energie für die Umsetzung Ihrer Pläne und stärkt somit Ihre Zielstrebigkeit. Trinken Sie Edelsteinwasser mit Jaspis ca. eine Stunde vor dem Essen, damit er seine Wirkung entfalten kann.

Die Lutealphase

Während der letzten Phase, dem „inneren Herbst", werden Gelbkörper vom Follikel auf dem Eierstock gebildet, welche das Gelbkörperhormon abgeben. Diese bereiten die Gebärmutter auf eine Schwangerschaft vor. Wird eine Eizelle nicht befruchtet, zerfällt der Gelbkörper. Die Schleimhautschichten lösen sich und die Menstruation beginnt wieder. Das Östrogenlevel sinkt und Sie befinden sich wieder in einem emotionalen Tief. Im inneren Herbst fühlen Sie sich meist erschöpft und streben nach Ruhe und Entspannung. Es ist nun wichtig, dass Sie viele Achtsamkeitsübungen machen und den Zyklus möglichst positiv abschließen. Machen Sie es sich gemütlich und versuchen Sie, die Phasen des Zyklus zu akzeptieren. Durch diese Akzeptanz werden Sie es schaffen, das Positive aus dem weiblichen Zyklus herauszuziehen. Indem Sie die Phasen als Chance nutzen, sich um Ihre Gesundheit und Ihr Wohlbefinden zu kümmern und die Vorgänge und Prozesse im Körper zu verstehen, können Sie Ihr Gleichgewicht wiederfinden und im Einklang mit Ihren inneren Zyklen leben.

Amethyst

Amethyst hat eine besänftigende Wirkung und sorgt für einen erholsamen Schlaf. Er schafft Klarheit im Leben und stärkt Ihr Bauchgefühl. Amethyst dürfen Sie vielfältig verwenden.

Bergkristall

Der Bergkristall hilft Ihnen, sich auf die Menstruation vorzubereiten, indem er Energie spendet und Ihre Gedanken ordnet. Es fällt Ihnen leichter, Herausforderungen zu bewältigen. Den Bergkristall können Sie als Verstärker für Edelsteinwassermischungen verwenden.

Mondstein

Viele Frauen leiden während der Lutealphase an Stimmungsschwankungen. Der Mondstein kann emotionales Gleichgewicht schaffen und das Hormonsystem wieder in Einklang bringen. Durch seine Verbindung mit dem Mond soll er einen besonderen Effekt auf den Zyklus der Frau haben und bei Zyklusstörungen helfen. Er kann Menstruationsbeschwerden lindern und eine große Stütze bei einer Geburt oder Schwangerschaft sein. Legen Sie diesen Stein bei Neumond unter das Kopfkissen oder tragen Sie ihn am Körper. Der Mondstein hat außerdem eine kräftige Wirkung im Edelsteinwasser.

Moosachat

Moosachat kann Sie dabei unterstützen, neue Perspektiven zu erwecken und Dinge aus einem anderen Blickwinkel zu betrachten. Er stärkt die Selbstwahrnehmung und hilft Ihnen, Lösungen für Ihre Probleme zu finden. Er sorgt dafür, dass Sie mit einer positiven Einstellung in den nächsten Zyklus starten.

Die Lebensenergie zum Fließen bringen

GANZHEITLICHE BEHANDLUNG MIT EDELSTEINWASSER

Sie durften bereits die sieben Hauptchakren, deren Bedeutung und Aufgaben kennen lernen. Sie wissen, dass geöffnete Chakren die Energie, die Sie benötigen, fließen lassen. Sind alle sieben Chakren geöffnet, wird man im Buddhismus als „erleuchteter Mensch" bezeichnet. Die Entwicklung der Chakren ist abhängig von der Energie, welche Sie von außen aufnehmen, und auch von dem Lebensbereich, in dem Sie sich momentan befinden. Leider sind die Chakren vieler Menschen blockiert. Vielleicht spüren Sie auch eine Blockade in dem Bereich der Chakren. Fühlen Sie sich ausgelaugt, erschöpft oder kraftlos, kann Ihnen eine Behandlung mit Edelsteinwasser helfen, um die blockierten Chakren zu lösen und Ihren Körper von negativen Emotionen zu reinigen. Dafür können Sie das Edelsteinwasser direkt auf die betroffene Stelle auf der Haut auftragen, einreiben oder massieren. Die Anwendung auf der Haut regt die Durchblutung an.

Eine weitere Möglichkeit stellt das Besprühen der Chakren dar. Sie können außerdem ein Tuch mit Edelsteinwasser um Ihren Hals oder Ihr Bein wickeln oder das Tuch einfach zur Behandlung auf die Stelle legen. Yoga, Meditationen und Übungen für mehr Achtsamkeit sind ebenfalls beliebte Methoden der Chakra-Arbeit. Sobald Ihre Chakren geöffnet sind, kann Ihre Lebensenergie wieder fließen. Im Folgenden erhalten Sie eine Übersicht der passenden und effektivsten Edelsteine zur Behandlung der einzelnen Chakren. Trotz dessen: Bei verschlimmerten Beschwerden oder Erkrankungen sollten Sie immer einen Arzt aufsuchen!

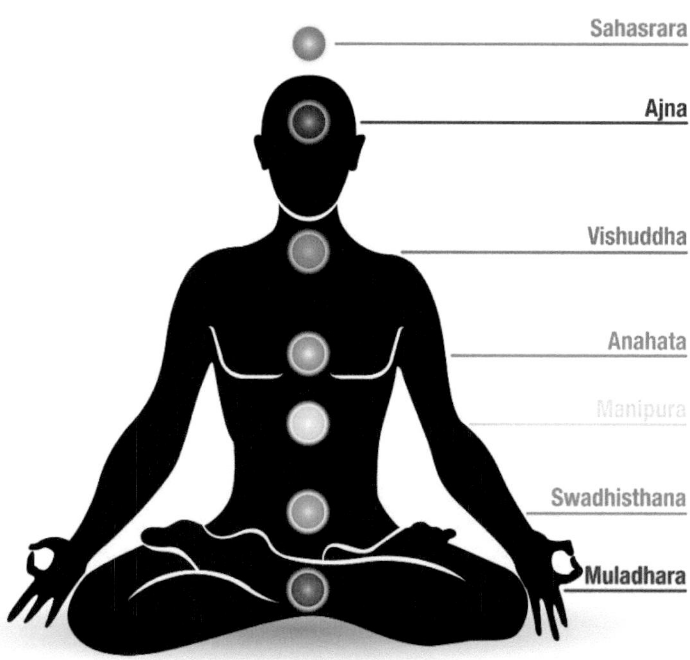

WURZELCHAKRA

Das Wurzelchakra als das unterste Chakra zeichnet die Grundbedürfnisse im Leben aus. Das Wurzelchakra steht für die ersten Lebensbereiche des Menschen und bietet Ihnen Sicherheit und Geborgenheit. Wissen Sie nicht, was Sie im Leben erreichen wollen, oder sind Sie sogar überfordert mit all den Möglichkeiten, die unser Leben bietet? Ein ausgeglichenes Wurzelchakra kann Ihre Bestimmung und Ihren Platz in der Welt offenbaren und Sie auf den richtigen Weg leiten. Versteckte Fähigkeiten und Qualitäten kommen mit einem offenen Wurzelchakra zum Vorschein, welche Ihr Bewusstsein und Ihr Vertrauen in Ihren Körper stärken. Ohne ein stabiles Wurzelchakra als Fundament für die höheren Chakren fällt das System leicht auseinander und der Energiefluss stagniert. Damit Sie sich Zugang zu weiteren, höherliegenden Chakren verschaffen können und eine solide Basis haben, ist die Anwendung von Edelsteinwasser zur Öffnung des Wurzelchakras gut geeignet. Rote Edelsteine fördern dieses Chakra besonders.

Edelsteine:

Rosenquarz, Hämatit, Rubin

Rosenquarz und Rubin: Die Steine der Liebe

Rosenquarz und Rubin sind klassische Edelsteine des Wurzelchakras. Sie verbinden die Liebe und wirken sich unter anderem positiv auf die Sexualität aus, wenn Sie die Steine auf das Wurzelchakra legen. Der Glücksstein Rubin schenkt Ihnen die nötige Lebenskraft und Aufgeschlossenheit.

Hämatit: Für mehr Lebensfreude

Der Edelstein Hämatit entfaltet seine aufmunternde Wirkung am besten auf dem Wurzelchakra. Er hilft Ihnen dabei, Blockaden zu lösen und Negativität fernzuhalten. Legen Sie diesen Stein einfach für einige Zeit auf das Wurzelchakra. Achtung: Dieser Edelstein ist aufgrund seiner Schädlichkeit im Wasser nicht geeignet für eine Edelsteinwassermischung!

Edelsteinmischung:

Rosenquarz, Rubin

- Diese Edelsteine sind eine perfekte Mischung für die Anwendung von Edelsteinwasser auf dem Wurzelchakra. Zusätzlich können Sie diese Mischung auch trinken.

SAKRALCHAKRA

Fühlen Sie sich oft ausgegrenzt, unterdrücken Sie Ihre Sexualität oder distanzieren Sie sich von Menschen, die Ihnen nahestehen? Ein unausgeglichenes Sakralchakra kann der Grund dafür sein. Das zweite Energiezentrum, auch bekannt als „Sexualchakra“, entwickelt sich vom 3. bis 8. Lebensjahr und steuert Ihre Emotionen, Instinkte und Triebe. Die Energie dieses Chakras beruht auf Ihrem Bauchgefühl und fördert ebenso Ihre Kreativität und intime Beziehungen. Die Ursachen für ein instabiles Sakralchakra sind häufig unterdrückte Gefühle und Leidenschaften, welche in unserer Gesellschaft nicht akzeptiert werden. Lernen Sie, Ihre tiefsten Gefühle und Emotionen anzuerkennen, zu verstehen und letztendlich loszulassen. Seien Sie offen für neue Energien, Erfahrungen und Veränderungen in Ihrem Leben. Lassen Sie Ihrer Kreativität freien Lauf und setzen Sie sich mit Ihren Sinnen und Ihrer Intuition auseinander. Indem Sie sich mit Ihrem Körper wieder verbunden fühlen, steigen Ihr Selbstbewusstsein und Ihre Selbstliebe. Nur wenn man den Weg zu sich selbst gefunden hat, kann man diese Liebe auch anderen Menschen geben. Ihre zwischenmenschlichen Beziehungen als auch Ihr Sexualleben wird davon profitieren. Damit Ihr Sakralchakra den Energiefluss nicht mehr blockiert, können Sie orangefarbene Edelsteine verwenden. Edelsteinwasser hat auf dem Sakralchakra eine besonders gute Wirkung, da Wasser das Element des Sakralchakras ist.

Edelsteine:

Bernstein, Honigcalcit, Karneol

Bernstein: Ein Behüter und Optimist

Bernstein entfaltet seine schützende und lebendige Wirkung wunderbar auf dem Sakralchakra als auch auf dem Solarplexuschakra. Sie können diesen Edelstein für einen langen Zeitraum direkt auf die Stelle der Chakren legen. Er spendet neue Lebensfreude, schützt Sie vor negativen Emotionen, sieht stets das Gute und bleibt optimistisch. Seine orange Farbe verleiht auch Ihnen eine hellere Ausstrahlung.

Honigcalcit: Für mehr Intuition

Haben Sie die Vermutung, Ihr Bauchgefühl verloren zu haben, oder möchten Sie Ihre Intuition stärken? Nicht ohne Grund bekommt man oft den Rat, auf das eigene Bauchgefühl zu hören. Viele Menschen treffen wichtige Entscheidungen mithilfe ihrer Intuition und landen dabei einen Volltreffer. Honigcalcit fördert Ihr Selbstvertrauen und somit Ihr Bauchgefühl. Daher unterstützt dieser Edelstein das Sakralchakra sehr gut und hilft Ihnen, das Energiezentrum zu öffnen.

Karneol: Eine vitalisierende Wirkung

Karneol hat einen positiven Effekt auf das Sakralchakra. Er kann einfach auf das Chakra gelegt werden, sodass sich seine vitalisierende Wirkung entfalten kann. Karneol beruhigt das Gemüt und stärkt Ihre Beziehung zu anderen Menschen durch Zusammenhalt, Entgegenkommen und Hilfsbereitschaft. Karneol weckt Ihre Leidenschaften und ermutigt Sie, Ihre Begeisterungen, Emotionen und Sehnsüchte zu teilen.

Edelsteinmischung:

Bernstein, Honigcalcit, Karneol

- Diese Mischung verleiht Ihnen die Kraft, das Sakralchakra zu öffnen. Sie wirkt besonders gut im direkten Kontakt auf der Haut. Massieren Sie das Wasser in die Stelle des Chakras ein. Sie können das Edelsteinwasser auch trinken oder mit den Steinen meditieren.

SOLARPLEXUSCHAKRA

Das dritte Chakra ist das bedeutendste Chakra für Ihre physische Gesundheit. Damit Ihre Chakren geöffnet sind und Ihre Lebensenergie fließen kann, müssen Sie nicht nur auf Ihre mentale Gesundheit achten, sondern auch auf Ihre Ernährung und Ihre Energieversorgung. Ihr körperliches Wohlbefinden ist somit ein wichtiger Faktor und essenziell für ein erfülltes Leben. Auch wenn viele Krankheiten nicht beeinflussbar sind, können Sie Ihren Körper trotzdem unterstützen und Krankheiten vorbeugen, indem Sie sich gut um ihn kümmern. Das Solarplexuschakra ist das Energiezentrum und das Kraftwerk Ihres Körpers. Seine Entwicklung findet vom 5. bis 12. Lebensjahr statt. Durch ein stabiles drittes Chakra werden Sie mit ausreichend Energie versorgt, damit Sie voller Kraft, Selbstbewusstsein und Zielstrebigkeit Ihren Alltag und schwierige Lebenssituationen meistern können. Denn viele physische Beschwerden, wie zum Beispiel Verdauungsprobleme, finden ihren Ursprung in der psychischen Gesundheit. Stress und Anspannung sowie Angstzustände können sich auch durch körperliche Beschwerden äußern, schließlich beeinflussen sich physische und psychische Gesundheit gegenseitig. Möchten Sie Ihr Solarplexuschakra wieder ins Gleichgewicht bringen und Ihre innere Stärke wiederfinden? Möchten Sie Ihren Körper wieder mit Lebensenergie erfüllen? Stärken Sie Ihr Bewusstsein und lassen Sie Ihre Energie fließen, indem Sie die Edelsteine Citrin, Jaspis und Rutilquarz auf dem Bereich des Chakras schwingen lassen.

Edelsteine:

Citrin, Rutilquarz, Jaspis

Citrin: Der Anti-Stress-Stein

Stress kann eine der vielen Ursachen für ein blockiertes Solarplexuschakra sein. Anspannungen, Kummer und Unsicherheiten werden durch die Anwendung von Citrin aufgearbeitet. Dementsprechend hat Citrin eine starke Wirkung und sollte auf keinen Fall mit einem Bergkristall zusammengemischt werden, sondern stets allein verwendet werden. Als Edelsteinwasser hat Citrin einen besonders kräftigen Effekt.

Rutilquarz: Der Stein der Wahrheit

Der Bergkristall Rutilquarz ist vielfältig anwendbar. Sie können ihn auf das Wurzelchakra und das Halschakra legen. Seine Wirkung entfaltet dieser Edelstein am besten auf dem Solarplexuschakra. Bekannt als Stein der Wahrheit und als Schutzstein, sorgt Rutilquarz für mehr Ausgeglichenheit und schenkt Ihnen Kraft für Ihre geistliche Entwicklung und Selbstverwirklichung.

Jaspis: Lassen Sie Ihre Lebensenergie fließen

Jaspis kann Ihnen bei einem blockierten Solarplexuschakra neue Energie zufließen lassen. Dieser Edelstein weckt Ihre heilenden Kräfte und verhilft Ihnen zur Selbsterkenntnis. Häufig fällt es uns schwer, Fehler anzuerkennen und an sich selbst zu arbeiten. Möchten Sie Ihr Solarplexuschakra öffnen und Ihre Gesundheit unterstützen, müssen Sie diese Veränderungen eingehen. Jaspis wirkt besonders gut, wenn er auf die betroffene Stelle gelegt wird. Damit Jaspis seine Energie im Körper erfolgreich entfalten kann, sollten Sie das Wasser mit diesem Edelstein auf nüchternen Magen trinken.

Edelsteinmischung:

Jaspis, Rutilquarz, Calcit

• Diese Edelsteinmischung versorgt Sie mit Lebendigkeit und bringt Ihr Solarplexuschakra wieder ins Gleichgewicht. Sie können das Edelsteinwasser trinken oder in Höhe des Solarplexuschakras einmassieren.

HERZCHAKRA

Haben Sie das Gefühl, dass Sie mit sich selbst unzufrieden sind? Haben Sie vielleicht Schwierigkeiten, Ihre Gefühle auszudrücken, Ihnen selbst zu vertrauen, Liebe zu schenken oder plagen negative Gedanken und Emotionen Ihren Alltag? Ein instabiles Herzchakra kann die Ursache dafür sein. Erfahrungsgemäß beeinflusst das 12. bis 18. Lebensjahr Ihr Herzchakra. Es stellt Ihre innere Stimme dar, ist das Bindeglied zwischen den Chakren und lässt Energien in alle Richtungen fließen. Mit einem ausgeglichenen Herzchakra streben Sie stets nach Liebe, Mitgefühl, Hingabe und Treue. Ist Ihr Herzchakra blockiert, kann dies zu Einsamkeit führen.

Sie fühlen sich entfremdet, haben ein niedriges Selbstwertgefühl und sind nicht imstande dazu, für Ihre Mitmenschen da zu sein. Sie lassen den Schmerz, den Sie spüren, nicht zu und distanzieren sich von anderen Menschen. Doch gerade für das Herzchakra ist es wichtig, dass Sie mit verletzten Gefühlen, Enttäuschungen und negativen Emotionen umgehen können. Akzeptieren und reflektieren Sie diese Gefühle, damit Sie sie loslassen können. Gezielte Atemübungen können Ihnen helfen, Ihre Mitte wiederzufinden. Das Herzchakra befindet sich im Mittelpunkt Ihres Körpers. Es ist kein Wunder, dass die Anforderungen an dieses Chakra hoch sind. Deswegen sollten Sie sich stets bemühen, die Verbindung zu Ihrem Inneren nicht zu verlieren.

Edelsteine:

Aventurin, Heliotrop, Smaragd, Malachit

Aventurin: Selbstfindung

Aventurin ist ein Edelstein, welcher Ihnen Mut und Optimismus spendet. Er hilft Ihnen, eine positive Einstellung zum Leben zu entwickeln. Aventurin lindert Ihren Stress und Ihre Ängste und zeigt Ihnen den Weg zu Ihrem wahren Ich. Aufgrund dessen ist er von besonderer Bedeutung für das Herzchakra. Mithilfe dieses Edelsteins finden Sie wieder zu sich selbst. Selbstbestimmt leben, Ihre Individualität akzeptieren und eine selbstsichere Persönlichkeit bringen Ihr Herzchakra wieder ins Gleichgewicht. Aventurinwasser können Sie problemlos trinken und auf der betroffenen Stelle auftragen.

Heliotrop: Für mehr Power im Leben

Sie brauchen Lebenskraft und neue Energie, sodass Ihr Herzchakra wieder in Schwung kommt. Heliotrop fördert Ihre Konzentration und schenkt Ihnen Vitalität und neue Kraft für den Energiefluss der Chakren. Außerdem hat dieser Edelstein eine beruhigende Wirkung und sorgt für mehr Harmonie.

Smaragd: Der Lebenskünstler

Der Smaragd ist ein beliebter Edelstein. Er hat magische Kräfte bei der Verwendung von Edelsteinwasser. Zudem entfaltet er seine Eigenschaften besonders gut auf dem Herzchakra. Daher sollte man ihn zwei- bis dreimal in der Woche auf das Herzchakra legen oder das Smaragdwasser auf der Haut auftragen. Der Smaragd hilft Ihnen in allen Lebensbereichen. Er schenkt Ihnen Hoffnung und unterstützt Sie in den schwierigen Phasen Ihres Lebens. Er schafft Klarheit, ein neues Gleichgewicht und zeigt Ihnen, wie Sie Verständnis und Akzeptanz üben können. Ziehen Sie negative Ereignisse, Gefühle und Gedanken häufig runter, kann der Smaragd Ihnen einen rationalisierten Blick auf diese Negativität geben und Ihnen neue Perspektiven bieten.

Malachit: Eine harmonisierende Wirkung

Malachit ist der Stein der Lebensfreude. Er unterstützt Ihr Herz, steigert Ihre Lebensqualität und steht für die Nächstenliebe. Genau deswegen bringt er Harmonie in Ihre Beziehungen. Häufig nehmen wir das Leben zu ernst und verlieren die Fähigkeit, das zu sehen, was wirklich für Sie im Leben zählt. Daher hilft Malachit Ihnen auch, die richtigen Entscheidungen zu treffen. Achtung: Sie dürfen Malachitwasser nicht zu sich nehmen! Edelsteinwasser mit Malachit ist ausschließlich für die Anwendung auf der Haut geeignet.

Edelsteinmischung:

Aventurin, Heliotrop, Smaragd

• Geben Sie Ihrem Selbstbewusstsein mithilfe dieser Edelsteinmischung einen Schub. Diese Mischung hat sowohl beim Trinken als auch auf der Haut eine kräftige Wirkung auf Ihr Herzchakra und hilft Ihnen dabei, neue Lebensenergie im Körper fließen zu lassen.

HALSCHAKRA

Befinden Sie sich gerade in einer Lebenslage, in der es Ihnen schwerfällt, Ihre Meinung und Ihre Gedanken frei auszudrücken? Mit diesem Problem sind Sie nicht allein. Viele Menschen zeigen ihre wahre Persönlichkeit nicht, da sie Angst davor haben, nicht akzeptiert zu werden. Die Furcht vor Ablehnung und Kritik ist eine weit verbreitete Erscheinung. Ein geöffnetes Halschakra verleiht Ihnen das Selbstvertrauen, das Sie für Ihr Leben brauchen. Kein Mensch möchte sein wahres Ich gerne verstecken. Achten Sie auf Momente, in denen Sie sich selbst verstellen, und hinterfragen Sie diese Situationen. Das Halschakra hilft Ihnen, sich wohl in Ihrer Haut zu fühlen, und verschafft Ihnen Zugang zu Ihrer Seele und Ihrem Bewusstsein. Erfahrungen und Ereignisse während Ihres 16. bis 21.

Lebensjahres prägen das Halschakra besonders. Versuchen Sie, Herausforderungen anzunehmen, und trauen Sie sich mehr zu. Sie werden merken, dass Ihr Selbstbewusstsein steigt und Ihr Halschakra wieder ins Gleichgewicht kommt und Sie mit ausreichend Energie versorgt.

Edelsteine:

Achat, Aquamarin, Mondstein, Saphir, Türkis

Achat: Bringen Sie Ihr Leben wieder ins Gleichgewicht

Dieser Edelstein spendet Ihnen die Energie für ein ausgeglichenes Halschakra. Er hilft Ihnen, sich selbst zu akzeptieren und Ihre Schwächen anzuerkennen, damit Sie mit einem stärkeren Selbstbewusstsein an sich selbst arbeiten können. Wenn Sie Achat anwenden, müssen Sie jedoch geduldig sein. Er zeigt seine Wirkung nicht so schnell wie andere Edelsteine, aber dafür sind seine heilenden Kräfte umso stärker. Legen Sie Achat auf Ihr Halschakra oder trinken Sie Edelsteinwasser mit Achat, damit sich seine positiven Schwingungen entfalten können.

Aquamarin: Der Mutmacher

Aquamarin verleiht Ihnen Gelassenheit und stärkt Ihr Bauchgefühl. Er fördert Ihr Selbstbewusstsein und Ihre geistige Entwicklung, sodass Sie endlich den Mut fassen, Ihr wahres Ich zu zeigen. Aquamarin wirkt besonders stark bei der Verwendung von Edelsteinwasser. Lassen Sie ihn über Nacht im Wasser liegen und tragen Sie das fertige Edelsteinwasser am nächsten Morgen auf die Haut.

Mondstein: Für mehr Vitalität

Der Mondstein ist der Edelstein des Halschakras und des Stirnchakras. Er entfaltet seine Kräfte am besten in Kombination mit Edelsteinwasser. Möchten Sie Ihr Halschakra öffnen, schenkt dieser Edelstein die nötige

Stabilität und Lebenskraft. Er fördert Ihr Verständnis, Ihr Feingefühl und Ihre Empathie.

Saphir: Nervennahrung

Saphir können Sie sowohl auf dem Halschakra als auch auf dem Stirnchakra verwenden. Seine Wirkung prägt sich besonders gut im Wasser aus. Der Saphir ist bekannt für seine beruhigenden Schwingungen. Außerdem reduziert er Ihre Ängste und spendet Kraft zur Stärkung der Nerven, damit Sie schwierige Situationen besser meistern können. Sie können Saphir problemlos in Kombination mit Edelsteinwasser verwenden.

Türkis: Der Kommunikator

Haben Sie Schwierigkeiten, mit anderen Menschen zu kommunizieren? Türkis kann Ihre Kommunikationsfähigkeit fördern und Ihnen dabei helfen, aus sich herauszukommen. Dieser Edelstein sollte nur verwendet werden, wenn Sie bewusst an diesen Problemen arbeiten möchten. Türkis ist nicht für die Verwendung über einen längeren Zeitraum geeignet und sollte auf keinen Fall als Edelsteinwasser getrunken werden.

Edelsteinmischung:

Achat, Aquamarin, Mondstein

- Diese Edelsteinmischung gibt Ihnen den Mut, Ihre Meinung zu vertreten und offen auszudrücken. Trinken Sie diese Mischung, damit Sie den Zugang zu Ihrer Seele finden und Sie mit sich selbst endlich im Reinen sind.

STIRNCHAKRA

Das Stirnchakra ist das letzte Chakra und symbolisiert den Platz der Seele. Dort befinden sich unser Geist und unser Bewusstsein. Zwischen dem 21. und dem 26. Lebensjahr ist die Entwicklung dieses Chakras von besonderer Bedeutung. Daher sollten Sie erst ab dem 21. Lebensjahr mit dem Stirnchakra arbeiten. Das Stirnchakra, auch bekannt als das dritte Auge, ist die Vollendung des Energieflusses und schafft Zugang zu der höchsten spirituellen Erfahrung. Aufgrund des intensiven Kontakts mit Ihrer Seele schaffen Sie es, sich authentisch auszudrücken. Sie sind zufrieden, fühlen sich wohl und besitzen eine hohe Lebensqualität. Damit Sie zu diesem Punkt der Erleuchtung kommen, erfordert es eine ganz neue Weltsicht, andere Perspektiven und Veränderungen im Leben, die nur Ihnen zugutekommen. Die heutige Gesellschaft lehrt Ihnen den Fokus auf Materialismus und Verstand. Daher fällt es vielen Menschen schwer, im Alltagsstress zu sich selbst zu finden. Selbstliebe, Individualität und die eigenen, inneren Werte werden oft nach hinten gestellt. Doch ist es nicht genau das, was unser Leben ausmacht? Sind Ihre anderen Chakren geöffnet, befinden Sie sich bereits auf einem guten Weg zur Selbstfindung. Bleiben Sie geduldig und lassen Sie sich Zeit bei der Öffnung der Chakren.

Amethyst: Schließen Sie Frieden mit Ihrer Seele

Amethyst als Stein der Klarheit ist der perfekte Begleiter zur Öffnung des höchsten Chakras. Er besitzt eine reinigende und beruhigende Wirkung auf Ihre Seele und löst Blockaden. Überflüssige Gedankengänge werden von Amethyst unterbrochen und er sorgt dafür, dass Sie sich auf die wesentlichen Dinge im Leben fokussieren. Bevor Sie Amethystwasser trinken, sollten Sie keine Nahrung zu sich genommen haben. Edelsteinwasser mit Amethyst wirkt auch besonders gut im direkten Kontakt auf der Haut.

Bonus: Hormongesundheit mit Edelsteinwasser

IN 4 WOCHEN ZU EINEM AUSGEGLICHENEN HORMONSYSTEM

Viele Menschen trinken zu wenig. Laut einer Studie des *Instituts für Betriebliche Gesundheitsberatung* und der *Techniker Krankenkasse* trinken vier von zehn Angestellten nicht die empfohlene Trinkmenge von 1,5 Liter pro Tag. Im Alltags- und Arbeitsstress kann man das Trinken auch leicht vergessen. Zwischen Arbeit, Familie, anderen Verpflichtungen und Terminen stellt man sich selbst und seine eigene Gesundheit oft hinten an und findet in dem ganzen Stress keinen Moment für sich. Vielleicht vergessen Sie auch des Öfteren, zu trinken. Die Folgen einer Dehydration sind vielzählig: von Kopfschmerzen über Erschöpfung, Stress, Konzentrationsverlust und Kreislaufschwäche bis hin zu Ohnmacht ist alles dabei. Wissenschaftler und Wissenschaftlerinnen sind sich also einig: Trinken ist wichtig, damit Sie einen stabilen Kreislauf und ein gutes Immunsystem haben.

Bestimmt haben Sie in diesem Zusammenhang auch schon gehört, dass man durch die richtige Wassermenge pro Tag abnehmen kann, denn das Wasser im Bauch sättigt und kurbelt den Stoffwechsel an. Fügt man der täglichen Wassermenge Edelsteine hinzu, werden die wertvollen Mineralien der Steine über das Wasser übertragen und vom Körper aufgenommen. Die Mineralien entgiften den Körper und können Sie beim Abnehmen unterstützen. Sie wirken energetisch und helfen bei der Optimierung des Stoffwechsels. Lassen Sie sich jedoch nicht täuschen. Körperliche Bewegung, Aktivität sowie eine gesunde Ernährung sind entscheidende Faktoren, wenn Sie abnehmen wollen. Die Einnahme von Edelsteinwasser allein reicht dafür nicht aus, kann Ihnen aber sicherlich eine große Stütze sein und Ihrem Körper die fehlende Energie und Motivation geben. In diesem Kapitel erfahren Sie, wie Sie Ihre Hormongesundheit wieder in Schwung bringen, wie Sie mithilfe von Edelsteinwasser Ihr Gewicht in vier Wochen regulieren können und welche Edelsteine dafür besonders gut geeignet sind.

EIN AUSGEGLICHENES HORMONSYSTEM

Die meisten Menschen nehmen an, dass eine Gewichtsproblematik die Konsequenz von einem Kalorienüberschuss ist. Ein unausgeglichenes Hormonsystem kann allerdings auch zu Übergewicht führen. Hormone sind Botenstoffe, welche sich um das Gleichgewicht zwischen Körper und Nervensystem kümmern. Sie beeinflussen den Stoffwechsel, die Verdauung, den Blutdruck, die Sexualfunktion, die Schwangerschaft und vieles mehr. Dabei übermitteln sie stets Informationen untereinander.

Das Hormon Insulin reguliert zum Beispiel den Blutzucker, während Ghrelin den Appetit anregt. Eine Störung im Hormonhaushalt kann viele Krankheitsbeschwerden hervorrufen. Dabei sind Symptome wie Depressionen, Gewichtszunahme, Allergien, Kopfschmerzen, Müdigkeit, Verdauungsprobleme, Vergesslichkeit und Haarausfall nur ein paar Beispiele für die Folgen eines unausgeglichenen Hormonsystems. Die Geschlechtshormone haben gerade auf Frauen einen besonderen Einfluss. Sie werden in der Pubertät aktiviert, steuern den monatlichen Zyklus und sind Grund für Veränderungen und Beschwerden während der Wechseljahre und im hohen Alter. In der Pubertät wirkt das Geschlechtshormon auf die Geschlechtsentwicklung. Die Herstellung von Testosteron, Östrogen und Progesteron findet in den Eierstöcken statt und beeinflusst die Gebärmutter. Kommt es zu einer Störung im Hormonhaushalt der Frau, kann dies somit auch zu Unregelmäßigkeiten im Monatszyklus führen und viele andere Krankheitsbilder hervorrufen. Zu den Ursachen für Hormonstörungen gehören Stress, schädliche Umweltstoffe, Schwangerschaft, wenig Bewegung, Medikamente, Aufputschmittel, falsche Ernährung, Vitamin-D-Mangel und vieles mehr. Beeinträchtigungen im Hormonhaushalt können auch erblich bedingt sein. Bei schlimmen oder langanhaltenden Beschwerden sollten Sie stets einen Arzt aufsuchen.

Doch warum ist ein stabiler Hormonhaushalt bedeutsam für das Gewicht? Ein gutes Hormonsystem bewirkt einen starken Stoffwechsel, welcher entscheidend für die Gewichtsregulierung ist. Ein zu hoher Insulinspiegel führt zu Übergewicht, das Stresshormon Cortisol sorgt in anstrengenden Lebensphasen für Heißhungerattacken, Ghrelin fördert den Appetit und das Hormon Leptin reguliert das Hungergefühl. Aufgrund eines hohen Konsums von Zucker und Fett wird der Körper resistent gegenüber Leptin und es tritt kein Sättigungsgefühl ein. Bei einer mangelnden Produktion des Glucagon-like Peptid 1 wird man nicht mehr schnell satt, da dieses Hormon normalerweise den Hunger reduziert.

Wie Sie sehen, sind alle Hormone miteinander verknüpft, tauschen wichtige Informationen untereinander aus und können schon bei einer kleinen Veränderung eine Kettenreaktion bewirken, welche erhebliche Folgen mit sich tragen kann. Daher ist die Hormongesundheit ein essenzielles Element für den Stoffwechsel und die Gewichtsregulierung. Ein ausreichender und gestärkter Eiweiß-, Fett- und Kohlenhydrat-Stoffwechsel ist somit ein wichtiger Faktor beim Abnehmen.

DEN STOFFWECHSEL STÄRKEN

Möchten Sie abnehmen, müssen Sie zunächst Ihren Stoffwechsel ankurbeln. Dafür ist eine ausgewogene und gesunde Ernährung sehr wichtig. Da Zucker den Stoffwechsel vermindert, sollten Sie auf Ihren Zuckerkonsum achten und diesen gegebenenfalls einschränken. Stellen Sie sich immer ein paar Nüsse, Gemüse und Obst bereit, worauf Sie bei Heißhungerattacken zugreifen können. Verzichten Sie auf ungesunde Nahrung und Substanzen wie Drogen, Nikotin, Gift oder Alkohol und nehmen Sie stattdessen proteinreiche Lebensmittel, wie zum Beispiel Hülsenfrüchte, Fisch, Tofu oder Eier, zu sich. Achten Sie darauf, genügend Wasser am Tag zu trinken. Zu wenig Flüssigkeit verlangsamt den Stoffwechsel. Sport und Bewegung regen den Stoffwechsel an, mindern Stress und stärken die Durchblutung. Versuchen Sie, Ihren Alltag möglichst stressfrei zu gestalten, oder lernen Sie, besser mit Stress umzugehen und sich Zeit für sich zu nehmen.

VIERWÖCHIGER GUIDE FÜR MEHR HORMONGESUNDHEIT ZUM ABNEHMEN

Edelsteinwasser kann eine enorme Unterstützung beim Abnehmen sein und für eine bessere Hormongesundheit sorgen. Es ersetzt jedoch keine gesunde Ernährung, körperliche Bewegung und auf gar keinen Fall professionelle Hilfe. Die Verwendung von Edelsteinwasser kann trotz dessen für manche Menschen das fehlende Element auf dem Weg zu einer besseren Hormongesundheit sein. In der Regel dauert es 4-6 Wochen, bis Sie die Wirkung der Edelsteine bemerken und Ihr Stoffwechsel davon profitieren wird. Edelsteinwasser eignet sich dementsprechend sehr gut als Kur. In diesem Guide werde ich Ihnen einen vierwöchigen Plan vorstellen. Dieser Plan ist nur eine von vielen Möglichkeiten, um den Stoffwechsel anzukurbeln und abzunehmen. Es ist wichtig, dass Sie auf die Signale Ihres Körpers hören und nicht zu viel von sich erwarten. Lassen Sie sich Zeit und fangen Sie langsam an. Viele Menschen brechen Diäten schon nach einiger Zeit ab, da Sie keine Veränderungen spüren. Ständige Diätwechsel und das Experimentieren von unterschiedlichen Trainingsplänen können auch nach hinten losgehen. Insbesondere der Einsatz von Edelsteinwasser braucht Zeit. Bleiben Sie geduldig!

Achten Sie stets auf Ihr Wohlbefinden und beobachten Sie Ihren Körper. Sie können die Edelsteinmischungen stets nach Ihrem Gefühl verändern und dosieren. Jeder Körper ist individuell und es gibt kein Geheimrezept zum Abnehmen, was für jeden Menschen funktioniert. Sehen Sie diesen Guide als Quelle der Inspiration und Motivation. Da Ernährung und körperliche Bewegung wichtig für den Erfolg sind, werden wir uns zunächst auf diese zwei Aspekte fokussieren. Im Anschluss werden Sie alles Wissenswerte über die Verwendung von Edelsteinwasser zur Gewichtsregulierung erfahren.

Ernährung

Wie Sie bereits wissen, spielt die Ernährung bei der Gewichtsregulierung und im Hormonhaushalt eine große Rolle. Wenn Sie Sport treiben und Edelsteinwasser trinken, aber Ihre ungesunden Gewohnheiten nicht ändern, wird auch Ihr gestörtes Hormonsystem unverändert bleiben. Vermeiden Sie einen übermäßigen Konsum von Alkohol und Nikotin. Ein großer Faktor beim Thema Ernährung ist Stress. Das Stresshormon Cortisol steigert unsere Tendenz dafür, zu ungesunden Lebensmitteln zu greifen. Durch die dauerhafte Ausschüttung von Cortisol kommt es zu einem hohen Blutzuckerspiegel, wodurch Sie an Gewicht zunehmen. Finden Sie heraus, was Ihre Stressauslöser sind. Meditation, Yoga, Bewegung und Atemübungen können Ihnen die notwendige Pause schenken, um zur Ruhe zu kommen und den Stress zu reduzieren. Sorgen Sie für einen gesunden Schlaf, damit Sie sich ausreichend erholen können. Nehmen Sie sich Zeit für Ihre Hobbys, für die Familie und Freunde und setzen Sie in Ihrem Leben Prioritäten. Lassen Sie überflüssige Stressauslöser los, wenn es Ihnen möglich ist. Stress hat häufig einen unbemerkten Effekt auf Ihr Hormonsystem und Ihr Essverhalten, weswegen Sie ihn nicht unterschätzen sollten. Zucker und Kaffee bringen Ihren Hormonhaushalt ebenso durcheinander. Versuchen Sie, Ihren Zucker- und Kaffeekonsum zu reduzieren, oder nutzen Sie Alternativen, wie zum Beispiel entkoffeinierten Kaffee. Zucker kann die Ausschüttung von Insulin verstärken, welches die Energie im Körper speichert, was zu einer Gewichtszunahme führt. Sie sollten daher auf Lebensmittel mit viel Protein zugreifen. Nehmen Sie anstelle von Kohlenhydraten gesundes Fett zu sich. Dazu gehören Eier, Walnüsse, Olivenöl, Rapsöl, Leinsamen, Naturjoghurt, Avocado und Lachs. Erstellen Sie eine Liste mit Ihren Essgewohnheiten. Schreiben Sie auf, was Sie in der Woche zu sich nehmen, und streichen Sie ungesunde Nahrung. Fällt es Ihnen schwer, gleich auf alles zu verzichten, können Sie Ihre ungesunden Gewohnheiten langsam ausschleichen. Für fast jedes Lebensmittel gibt es heutzutage eine gesunde Alternative. Recherchieren Sie nach gesunden Möglichkeiten, um Ihren Heißhunger zu stillen. Für manche Menschen hat es sich bewährt, einen Tag in der Woche auszuwählen, an dem sie etwas Süßes oder eine ungesunde Mahlzeit zu sich nehmen dürfen. Probieren Sie aus, was am besten für Sie passt.

Sport

Es ist kein Geheimnis, dass körperliche Bewegung guttut. Eine britische Studie hat bewiesen, dass regelmäßiges Spazierengehen zu einer Senkung der Blutfett- und Cholesterinwerte führt und die Durchblutung positiv beeinflusst. Wiederholte Spaziergänge machen schlank! Außerdem kann man bei einem langen Spaziergang in der Natur die Seele richtig baumeln lassen und zur Ruhe kommen. Aber auch ein kurzer Spaziergang – egal, ob in der Stadt, im Park oder einmal um den Block – kann bereits viel Positives bewirken und Ihren Körper energetisieren.

Darüber hinaus kann Sport Spaß machen, auch wenn viele Menschen dieser Aussage eher widersprechen würden. Beim Sport wird das Glückshormon Dopamin ausgeschüttet. Adrenalin hilft Ihnen, sich an die körperliche Anstrengung anzupassen, während Dopamin die Konzentration steigert. Das Stresshormon Cortisol wird durch regelmäßige, sportliche Bewegung reduziert und Serotonin hebt Ihre Zufriedenheit und Ihr Wohlbefinden nach einem Workout. Ihr Hormonhaushalt kann somit von einer richtigen körperlichen Bewegung nur profitieren. Vielleicht sind Sie nun motiviert und möchten gleich mit einem Workout starten. Sie sollten jedoch darauf achten, Ihren Körper nicht zu sehr zu belasten. Fangen Sie sanft an und machen Sie genügend Pausen. Starten Sie mit langen Spaziergängen und leichten Workouts. Oft bewirkt das schon eine erhebliche Verbesserung Ihres Wohlbefindens. Schwierige Workouts heben zudem die Gefahr, dass Sie schnell die Motivation verlieren. Starten Sie mit Aktivitäten, welche Sie auch erfolgreich abschließen können, damit das Glücksgefühl erhalten bleibt.

Edelsteinwasser

Die Kombination von Edelsteinwasser, Sport und einer gesunden Ernährung kann der Schlüssel zum Wohlgefühl sein. Denn neben körperlicher Bewegung und der richtigen Ernährung ist es wichtig, viel zu trinken. Die Mineralien und Spurenelemente der Edelsteine energetisieren Ihr Wasser und wirken sich positiv auf Ihren Körper aus. Es hat sich herausgestellt, dass die Verwendung eines Edelsteinstabs und von Reagenzgläsern besonders gut geeignet zum Abnehmen ist. Der Vorteil eines Edelsteinstabs ist, dass es sich bereits um eine fertige Edelsteinmischung handelt. Sie können den Stab einfach für 1-2 Stunden in eine Karaffe stellen und schon ist das Edelsteinwasser hergestellt. Möchten Sie die Edelsteine selbst mischen, können Sie auf die indirekte Methode mittels Reagenzgläser zurückgreifen.

Edelsteinmischungen

• *Grüner Turmalin, Magnesit: Grundmischung*

Eine Mischung aus dem grünen Turmalin und dem Magnesit ist perfekt für den Start geeignet. Es ist die Grundmischung zum Abnehmen und kann jeweils mit passenden Edelsteinen ergänzt oder ersetzt werden. Der grüne Turmalin entfaltet seine Wirkung besonders gut als Rohstein. Er besitzt einen positiven Einfluss auf den Stoffwechsel und unterstützt die Entgiftung Ihres Körpers. Magnesit wirkt ebenso stark auf den Metabolismus und aktiviert Stoffwechselprozesse.

• *Magnesit, Bergkristall, roter Jaspis*

Diese Edelsteinmischung zum Abnehmen steigert die Energie und kurbelt den Stoffwechsel an. Der rote Jaspis gilt als Energieverstärker und unterstützt die Verdauung. Der Bergkristall verstärkt die Wirkung von Magnesit und Jaspis und beeinflusst die Steuerung des Hormonhaushalts. Außerdem reduziert diese Edelsteinmischung Heißhunger-Attacken.

• *Seraphinit*

Diesen Edelstein sollten Sie nur bei psychischen Problemen verwenden, die sich auf den Stoffwechsel auswirken.

• *Mondstein, Bergkristall*

Der Mondstein hat einen besonders positiven Einfluss auf Frauen und den monatlichen Zyklus. Außerdem hilft er bei der Regulierung des Hormonsystems. In Kombination mit dem Bergkristall wird seine Wirkung verstärkt.

• *Cyanit*

Verwenden Sie Cyanit nur als hellblauen Rohstein mit dem Muster einer Perlmutter. Er wirkt speziell auf das Nerven- und Hormonsystem und sollte bei Störungen im Darm eingesetzt werden.

1. Woche

Edelsteinmischung: Fangen Sie langsam mit der Grundmischung an und trinken Sie zwei- bis dreimal täglich ein Glas mit Edelsteinwasser, sodass Sie auf ca. 0,5 l am Tag kommen. Abgesehen von der Edelsteinmischung sollten Sie mindestens 1,5 l Wasser am Tag trinken. Haben Sie das Gefühl, dass Sie das Wasser gut vertragen, können Sie die Dosierung steigern. Achten Sie auf Ihr Wohlbefinden und beobachten Sie Ihre Verdauung und Ihre Energie. Die energetisierende Wirkung des Edelsteinwassers spüren Sie meist nach 1-2 Wochen, vielleicht auch schon nach einigen Tagen.

Sport: Einbeinige Glute-Bridge

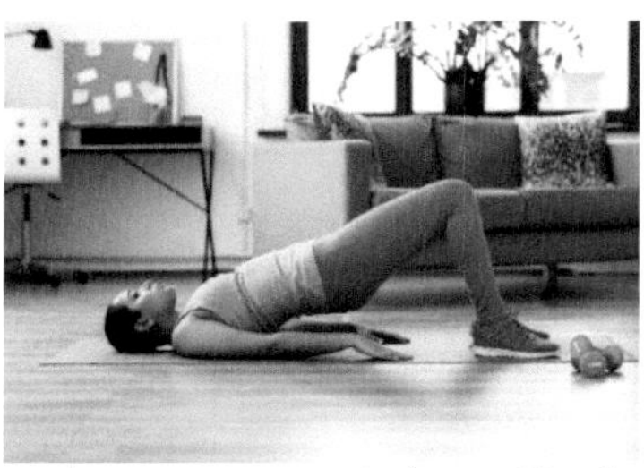

Bei dieser Übung starten Sie in Rückenlage. Sie winkeln beide Beine an und heben Ihr Gesäß an. Spannen Sie dabei Bauch und Gesäß an, um eine Linie mit Ihrem Körper zu bilden. Heben Sie nun ein Bein vom Boden und strecken Sie es nach vorne weg. Achten Sie darauf, dass bei der Übung die Hüfte gerade bleibt und nicht abkippt. Halten Sie die Übung für 20 Sekunden und wechseln Sie dann das Bein.

Wiederholung: 3-5 x 20 Sekunden / Tag

Ernährung: Ernährungsplan erstellen.

Erstellen Sie sich einen Plan dafür, wie Sie die nächsten vier Wochen essen möchten. Dabei können Sie so spezifisch und flexibel sein, wie Sie wollen: Suchen Sie sich eine Sammlung an gesunden Rezepten heraus, die Ihnen schmecken, setzen Sie „erlaubte" Lebensmittel auf eine Liste, aus der Sie sich dann einfach spontan etwas zusammenstellen, oder verfassen Sie einen konkreten Plan mit einzelnen Gerichten für einzelne Mahlzeiten.

2. Woche

Edelsteinmischung: Ab der zweiten Woche können Sie die tägliche Trinkmenge erhöhen. Nach dem Aufstehen trinken Sie einen halben Liter Edelsteinwasser. Ebenso können Sie vor jeder Mahlzeit ein Glas zu sich nehmen. Nach 1-2 Wochen sollte sich Ihr Körper daran gewöhnt haben und das Hungergefühl nimmt ab. Sie dürfen nun auch von der Grundmischung abweichen und andere Edelsteinmischungen verwenden.

Sport: Table Top

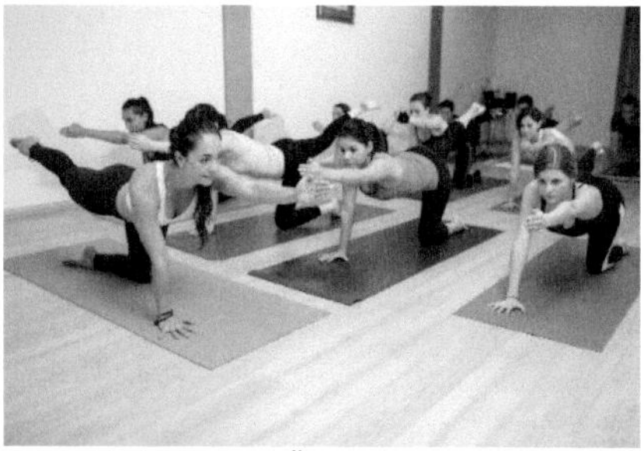

Begeben Sie sich in den Vierfüßler-Stand. Nun heben Sie einen Arm und das entgegengesetzte Bein dazu an. Beide sollen sich waagerecht zum Boden befinden und eine Linie mit dem Körper bilden. Achten Sie darauf, dass die Hüfte nicht abknickt. Halten Sie die Übung für 20 Sekunden und wechseln Sie dann das Bein und den Arm.

Wiederholung: 3-5 x pro Bein / Tag

Ernährung: Reflexion.

Überlegen Sie gründlich, welche Ihrer bisherigen Ernährungsgewohnheiten Ihrer hormonellen Balance im Wege stehen, und notieren Sie Ihre Überlegungen.

____

____

____

____

3. Woche

Edelsteinmischung: Wenn sich Ihr Körper ab der dritten Woche gut an die Einnahme von Edelsteinwasser gewöhnt hat, können Sie auch auf die Edelsteine Cyanit und Seraphinit zugreifen. Wenden Sie diese Edelsteine nur bei Bedarf an und achten Sie zu Beginn auf eine leichte Dosierung. Grüner Tee eignet sich gut für das Abnehmen. Sie können den Tee ebenfalls mit Edelsteinen mischen. Sie sollten das Wasser auf maximal 60 Grad erhitzen und nicht kochen lassen. Andernfalls gehen die Nährstoffe verloren. Trinken Sie davon morgens und abends eine Tasse.

Sport: Bergsteigen

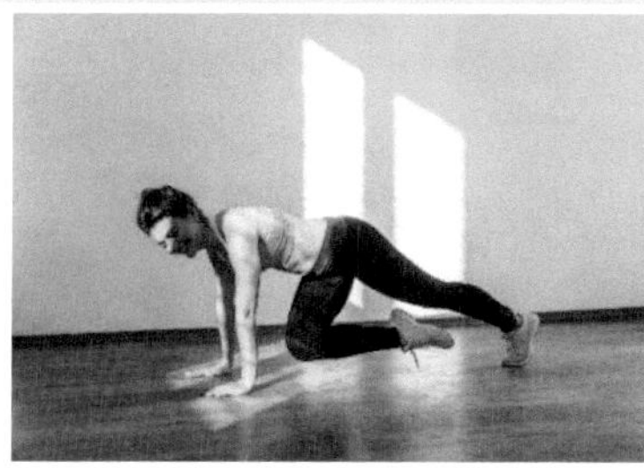

Begeben Sie sich in die Liegestütz-Position. Die Hände stützen dabei das Körpergewicht unterhalb der Schultern. Heben Sie nun das rechte Bein vom Boden und ziehen Sie das Knie an den Körper heran. Achten Sie darauf, dass Ihre Hüfte dabei gerade bleibt und nicht abknickt. Stellen Sie das Bein wieder ab und wiederholen Sie das Gleiche mit dem linken Bein (1 Minute lang).

Wiederholung: 3-5 x 1 Minute / Tag

Ernährung: Neues entdecken.

Suchen Sie sich heute drei Lebensmittel aus, die besonders förderlich sind und die Sie noch nie probiert haben. Integrieren Sie diese in Ihre Ernährung der nächsten Tage.

✓ -

✓ -

✓ -

4. Woche

Edelsteinmischung: Während der vierten Woche befinden Sie sich auf dem Höhepunkt. Nutzen Sie die Energie, um Herausforderungen anzunehmen und auch mal an Ihre Grenzen zu kommen. Stellen Sie jedoch sicher, ausreichend Pausen zu machen. Die Einnahme von Edelsteinwasser hat zwar die größte Wirkung auf Ihren Körper, allerdings können Sie die Edelsteine auch für ein heißes Bad verwenden. Das ist eine gute Möglichkeit, um Ihrem Körper etwas Ruhe zu gönnen. Setzen Sie gegen Ende der Woche Ihre Einnahme von Edelsteinwasser langsam herab, damit sich Ihr Körper wieder an die Absenz des Edelsteinwassers gewöhnen kann. Machen Sie eine vierwöchige Pause und lassen Sie die Edelsteinwasserkur wirken. Sie können nach dieser Pause gegebenenfalls erneut mit einer Kur starten und die Dosierung gleich zu Beginn so erhöhen, wie es Ihrem Körper guttut.

Sport: Squats

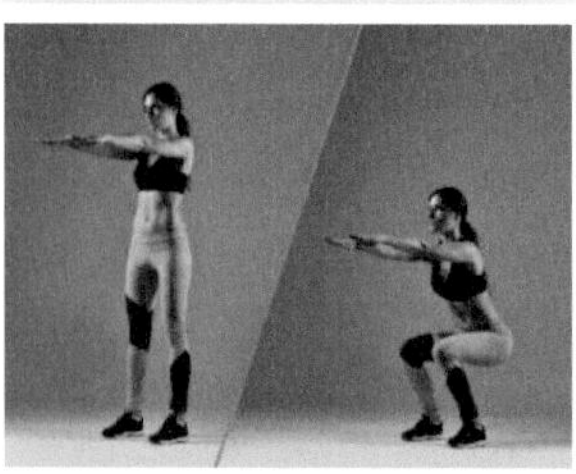

Stellen Sie sich aufrecht hin, die Füße schulterbreit auseinander. Die Arme winkeln Sie am Körper an und halten diese angespannt. Spannen Sie die Bauchmuskeln an und gehen Sie nun langsam nach unten in die Hocke. Versuchen Sie zunächst, nicht zu weit nach unten zu gehen, die Knie sollten in etwa einen rechten Winkel bilden. Drücken Sie sich nun wieder nach oben.

Wiederholung: 3-5 x 1 Minute / Tag

Ernährung: Präbiotika-Tag.

Verwöhnen Sie Ihren Darm heute mal so richtig mit gesunden Helferlein und probieren Sie Produkte, die Sie nicht kennen:

✓ Flohsamen, Leinsamen

✓ Fermentierte Lebensmittel (Sauerkraut, saure Gurken, Kombucha)

✓ Naturjoghurt und Kefir

Nachwort

Die Anwendung von Edelsteinwasser hat den besonderen Effekt, dass es Sie von innen heraus mit neuer Lebensenergie versorgt und Blockaden im Energiefluss des Körpers auflöst. Zudem helfen Routinen rund um die Verwendung von Edelsteinen und Edelsteinwasser dabei, auf Ihre Gesundheit zu achten und mehr für Ihr Wohlbefinden zu tun. Sie haben gelernt, dass Edelsteinwasser allein nicht ausreicht, um positive Veränderungen im Leben zu schaffen. Ohne mehr Achtsamkeit, eine gesunde Ernährung und ausreichend Bewegung wird das bloße Trinken von Edelsteinwasser Ihr Mindset und Ihre Gewohnheiten nicht beeinflussen. Diese Art der Selbstfürsorge erfordert viel Disziplin und Geduld. Aufgrund dessen scheitern viele Menschen nach einigen Wochen und schließen mit dem Thema endgültig ab.

Ich möchte Sie dazu ermutigen, Ihrem Körper genügend Zeit zu lassen, damit sich die Schwingungen der Edelsteine entfalten können. Die Wirkung der Edelsteine werden Sie nicht von heute auf morgen spüren. Manchmal braucht es Jahre, bis man endlich im Einklang mit sich selbst steht. Bleiben Sie dran, erweitern Sie Ihren Horizont und bilden Sie sich stetig fort. Denn es gibt nichts Erfüllenderes, als ein Leben in Verbundenheit mit sich selbst und seiner Seele zu führen.